ASSOCIATION FRANÇAISE

POUR

L'AVANCEMENT DES SCIENCES

Fusionnée avec

L'ASSOCIATION SCIENTIFIQUE DE FRANCE

(Fondée par Le Verrier en 1864)

Reconnues d'utilité publique

CONGRÈS DE NANTES

(4-11 Août 1898)

RAPPORT

Présenté à la 17e Section (Hygiène et Médecine publique)

PARIS

AU SECRÉTARIAT DE L'ASSOCIATION

Hôtel des Sociétés savantes

28, RUE SERPENTE, 28

1898

ASSOCIATION FRANÇAISE
POUR L'AVANCEMENT DES SCIENCES

Fusionnée avec

L'ASSOCIATION SCIENTIFIQUE DE FRANCE
(Fondée par Le Verrier en 1864)

CONGRÈS DE NANTES — 1898

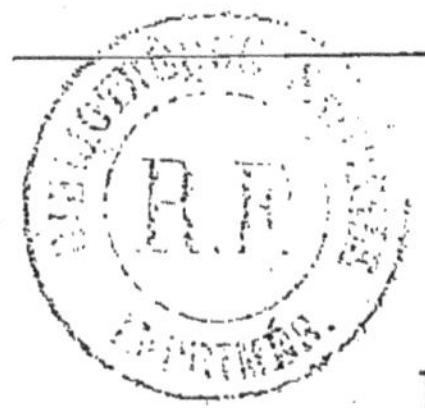

M. le Dr Joseph NICOLAS

Sous-directeur du Bureau d'hygiène de Lyon, ancien interne des Hôpitaux, chef adjoint des travaux de médecine expérimentale à la Faculté.

PROPHYLAXIE DE LA CONTAGION DE LA TUBERCULOSE DE L'HOMME A L'HOMME

L'étude de la prophylaxie de la tuberculose est l'une des questions les plus importantes qui puissent à l'heure actuelle retenir l'attention des médecins et des hygiénistes. Sa portée humanitaire, sociale, économique est telle que, prévoyant presque les importantes discussions auxquelles elle allait donner lieu cette année même, la Section d'hygiène et de médecine publique de l'AFAS avait cru devoir l'inscrire à son ordre du jour.

Le récent rapport de M. le professeur Grancher, à l'Académie de médecine, et la discussion magistrale qui suivit, encore présents à tous les esprits, ont mis en relief les points les plus notables de la question. Aussi, il me semble bien osé de reprendre maintenant le même thème après les maîtres éminents qui l'ont si admirablement traité, et j'aurais certainement failli à ma tâche, si je n'avais eu l'espoir, avec cette publicité nouvelle, de persuader peut-être à quelques esprits encore réfractaires à cette idée que la tuberculose est contagieuse, mais aussi que cette contagion peut être évitée si l'on veut bien agir en conséquence.

Je serais trop heureux si mon travail pouvait contribuer en quelque chose à l'efficacité de la lutte entreprise en France, depuis quelques années, sous l'inspiration de Chauveau, de Verneuil, d'Armaingaud, contre cette terrible maladie dont les ravages dans l'espèce humaine sont si considérables.

Chaque année, par exemple, la tuberculose tue en France plus de cent cinquante mille personnes, elle peut revendiquer environ le cinquième de la mortalité totale, et il semble que l'humanité ait pris son parti d'un tel état de choses. Il semble que par suite d'une certaine accoutumance, elle se résigne à sacrifier annuellement à la tuberculose ce nombre considérable d'existences, et elle reste impassible devant ce désastre continu. N'est-il pas profondément triste et en même temps suggestif de voir cette société humaine, bouleversée par les moindres catastrophes, profondément émue à la nouvelle d'une épidémie de peste, de choléra, de diphtérie, etc., qui prend les mesures les plus sévères pour éviter le retour des accidents, pour empêcher la progression et la dissémination des épidémies, rester indifférente en face de la tuberculose, qui prélève annuellement et sur toute la surface du globe une dîme mortuaire autrement plus élevée que les plus meurtrières des affections précédentes?

Non seulement la tuberculose est un fléau par la mortalité extrêmement élevée qu'elle entraîne, mais encore, de la plupart des tuberculeux qui ne succombent pas à la maladie, elle fait des êtres chétifs, malingres, peu vigoureux, de véritables non-valeurs qui chargent le budget des dépenses de la société sans apporter une part tout au moins suffisante au budget des recettes.

Il est donc nécessaire de secouer enfin l'humanité de cette torpeur dans laquelle elle se complaît, de lui faire sentir le danger constant qui la menace, de lui montrer que la tuberculose qui lui cause de si grandes pertes n'est pas une maladie inéluctable, un fléau dont on doit accepter les ravages avec un fatalisme aveugle, mais qu'il ne s'agit là que d'une maladie infectieuse, produite par la transmission d'un germe virulent, le bacille de Koch, et précisément de l'une des maladies infectieuses dont, grâce aux travaux des Villemin, des Koch, des Chauveau, etc., les modalités de contagion nous sont aujourd'hui des mieux connues, et par conséquent les plus faciles à combattre.

Il est indispensable de continuer avec acharnement la lutte engagée contre la tuberculose par Verneuil, par Armaingaud et bien d'autres, afin de lui ravir le plus possible de victimes et d'amoindrir les pertes qu'elle cause à la société.

Or, parmi les moyens de lutte, un des plus efficaces ne sera-t-il pas d'éviter l'invasion de l'ennemi, la pénétration et le développement du germe dans l'organisme? Il sera certainement plus facile d'empêcher l'entrée du bacille de Koch dans l'économie, d'empêcher qu'il ne puisse s'y greffer et y commencer son évolution, que d'arrêter par les moyens thérapeutiques sa prolifération, son extension une fois commencées. En un mot la prophylaxie de la contagion de la tuberculose est la meilleure façon de combattre l'extension de la maladie. Mais cette contagion peut se faire par des procédés bien divers, le contage peut avoir ses origines tantôt chez l'animal, tantôt chez l'homme tuberculeux, et les mesures préventives varieront suivant les cas. Nous ne retiendrons dans notre étude actuelle que ce qui a trait à la transmission de la tuberculose de l'homme à l'homme et à la prophylaxie de ce seul mode de contagion.

Nous aurons fréquemment, chemin faisant, à faire des emprunts aux travaux des auteurs qui nous ont précédé, notamment aux publications récentes de M. le Professeur Grancher, de M. le Professeur Landouzy, de MM. Kelsch, Vallin, etc., qui tous, ont exposé mieux que je ne saurais le faire, les points saillants de la question. Pour les parties qui peuvent sembler originales, j'ai puisé largement à l'enseignement et aux idées de mes maîtres lyonnais, M. le

Professeur Arloing, M. le Professeur Lépine, M. le Professeur Bard, dont souvent je ne serai que l'interprète imparfait.

Dans l'exposition du sujet, partant de la notion actuellement bien admise par tous que dans la transmission des maladies infectieuses il faut avoir en vue deux facteurs, le germe et le terrain, j'ai considéré que la prophylaxie de la contagion de la tuberculose devait aussi tenir compte de ces deux termes du problème, et que si une large part de notre travail devait être consacrée aux mesures prophylactiques ayant en vue la dissémination et la destruction du virus, une non moins large part devait revenir à l'étude des moyens capables de rendre l'organisme réfractaire au virus, ou de lui communiquer la force de résister victorieusement à ses attaques.

Mais il est indispensable, avant d'entrer dans l'étude de la prophylaxie elle-même, d'examiner comment, par quel procédé la contagion peut se faire de l'homme à l'homme, quels en sont les facteurs principaux, afin de mieux comprendre les indications qu'aura à remplir la prophylaxie, et l'utilité des mesures qu'elle imposera.

I. — De la contagion et de ses modalités.

La notion de la contagion de la tuberculose est de date fort ancienne, et si l'on n'avait pas dans les temps anciens de preuves convaincantes de cette contagiosité, les observateurs sagaces ne lui en attribuaient pas moins une certaine importance.

C'est Galien (IIe siècle) qui semble le premier avoir songé à la contagion possible par la cohabitation avec les phtisiques « *Periculosum prœterea est consuescere cum his qui tabe tenentur* ».

Avicenne (XIe siècle), Montano (XVIe siècle) se déclarent partisans de la contagion. Il suffirait même, d'après ce dernier, pour contracter la maladie, « de passer pieds nus sur les crachats expectorés par un phtisique ».

Plus tard Lazare Rivière, de Montpellier (1589-1655), soutient la transmission par cohabitation. Morgagni (1682-1771), hanté par cette idée de la contagion, ne voulut jamais autopsier un phtisique (*Opera omnia physico medico*, T. III. *De affectione phtisici sine tabe*).

Enfin, au commencement de ce siècle même, le grand Lænnec victime peut-être, sinon de la contagiosité, du moins de l'inoculabilité de cette terrible maladie, et Andral considéraient la contagion de la tuberculose comme possible.

On voit par ce rapide aperçu historique que la probabilité de la nature contagieuse de la tuberculose avait depuis les temps très anciens frappé à juste titre les esprits observateurs. Mais il n'y avait jusque-là qu'une présomption, pour ainsi dire, en faveur de cette manière de voir, présomption basée sur quelques faits d'observation sagace, mais dépourvus de la précision et de la rigueur scientifique, qui devaient plus tard asseoir sur des bases inébranlables cette notion à peu près universellement admise, pouvons-nous dire aujourd'hui, de la contagiosité de la phtisie.

C'est aux travaux remarquables du regretté Villemin que l'on doit d'avoir vu cette question s'éclairer vivement à la lumière de l'expérimentation. C'est sa célèbre communication à l'Académie de médecine le 5 décembre 1865 qui ouvre l'ère nouvelle, avec la démonstration irréfutable de l'inoculabilité de la tuberculose, ce qui l'a fait ranger par lui dans la classe des maladies virulentes. Bientôt d'ailleurs il mettait en lumière le rôle probable des crachats desséchés dans la dissémination de la maladie, établissant ainsi deux des principes qui servent de base à la démonstration de la nature contagieuse de la Tuberculose, et au choix des moyens prophylactiques à mettre en jeu pour lutter contre elle avec efficacité.

De nombreux travaux ont corroboré ces hypothèses: ceux de Grancher, Cornil, Straus, Chauveau, Hérard, etc., en France, de Tappeiner, Koch, Klebs, Conheim, en Allemagne, de Williams Clarke, Wilson Fox, en Angleterre, de Wetch Biggs, Prudden et Ordenpyl en Amérique, etc.

La découverte, par Koch, de l'agent pathogène de la tuberculose, en 1882, apporta, enfin, le dernier élément qui manquait à la démonstration et à la compréhension des faits. Il existe dans les lésions tuberculeuses un microorganisme que l'on peut y déceler par des procédés de coloration particuliers ; ce parasite peut vivre et se multiplier en dehors de l'organisme, se cultiver dans des milieux artificiels. Réinoculé alors à l'état de pureté absolue à l'animal, il reproduit des lésions tuberculeuses dans lesquelles on peut de nouveau le retrouver. Dès lors toute la question de la contagion et de la prophylaxie de la tuberculose s'éclaire. En effet, le bacille de Koch végète et pullule dans l'organisme atteint de tuberculose, mais tant que persiste la formation du tubercule, les bacilles restent emprisonnés dans les lésions anatomiques, ils ne peuvent se faire jour au dehors pour aller se greffer ou proliférer ailleurs, la *tuberculose est fermée*, selon l'expression de professeur Grancher, elle n'est pas contagieuse. Or, bientôt, sous l'influence de la pullulation des bacilles, sous l'influence de leurs sécrétions, parfois d'associations microbiennes, les tubercules se ramollissent, s'ulcèrent, le pus caséeux fourmillant d'agents pathogènes fait issue au dehors par diverses voies, suivant les cas, voie laryngo-trachéo-bronchique et crachats, dans le cas de tuberculose pulmonaire ; voies urinaires et urines dans le cas de tuberculose urinaire; voies spermatiques et sperme, ovaires, trompes, utérus, vagin, dans le cas de tuberculose génitale, etc. Les bacilles ainsi mis en liberté peuvent aller contaminer les organismes voisins, la *Tuberculose est ouverte*, elle est devenue extrêmement contagieuse.

Mais il ne suffit pas que les bacilles soient émis au dehors, il faut encore, pour que la contagion se produise, qu'ils soient reçus par un autre organisme, et que ce dernier se trouve dans des conditions telles qu'il offre un excellent terrain à la germination et aux ravages des parasites.

Telles sont les diverses étapes, schématiques, et les conditions les plus générales, nécessaires pour que la contagion de la tuberculose puisse se produire. On voit immédiatement par là quels seront les grands principes sur lesquels devra se baser la prophylaxie.

1° Empêcher autant que possible les bacilles de pouvoir se faire jour à l'extérieur et émigrer hors de l'organisme tuberculeux ; éviter, en un mot, la transformation d'une tuberculose fermée en tuberculose ouverte.

2° Si la tuberculose est ouverte et que des agents pathogènes soient éliminés à l'extérieur, la prophylaxie aura pour tâche d'empêcher la dissémination de ces agents, de s'opposer à leur pénétration *directe* ou *indirecte* dans les organismes sains, d'éviter, en un mot, l'infection des sujets indemnes jusque-là, ou même de prévenir de nouvelles infections chez des sujets déjà antérieurement atteints.

3° Enfin, même si la contagion n'a pu être prévenue, si l'infection s'est effectuée en l'absence de toute précaution ou faute de précautions suffisantes, le rôle de la prophylaxie n'est pas achevé. Elle aura alors pour objet d'arrêter, d'entraver le développement de l'agent pathogène dans l'organisme infecté, en rendant le terrain où il a été semé inapte à sa germination, ou tout au moins apte à se défendre dans les meilleures conditions possibles. Comme il est à peu près impossible pratiquement d'empêcher, d'une façon certaine et constante, la transmission des bacilles de Koch des sujets malades aux individus sains, un des grands facteurs de la prophylaxie, celui sur lequel ont peut-être trop peu insisté les différents auteurs qui ont écrit récemment sur ce sujet, sera précisément de chercher à rendre, d'une façon systématique, les individus rebelles au développement de la tuberculose non pas seulement dans le cas et à la suite de l'infection, mais d'une façon constante. Elle se donnera pour but de les fortifier, de les rendre capables d'avance de lutter efficacement contre les agents pathogènes si jamais l'occasion s'en présente. On parviendra à ce résultat en plaçant tous les sujets dans les meilleures conditions hygiéniques à tous les points de vue : alimentation, repos, salubrité du logement, aération, défaut d'encombrement, de surpeuplement, des habitations, etc., tous facteurs qui, surtout les derniers, créent, comme nous le verrons, des conditions éminemment propices au développement de la tuberculose.

Nous étudierons rapidement les diverses modalités suivant lesquelles l'homme tuberculeux peut infecter son semblable, afin, les connaissant mieux de pouvoir mieux y porter remède. Nous examinerons aussi quelle est la part et l'importance dans la contagion des autres facteurs qui, sans constituer en eux-mêmes la contagion, interviennent pour la favoriser, comme nous venons de le dire, afin d'aborder avec plus de fruit ensuite l'étude des moyens prophylactiques dont la mise en jeu présentera les plus sûrs gages d'efficacité.

Mais avant d'aborder cette étude détaillée, il est nécessaire de bien établir la réalité et l'importance de la contagion dans la transmission et la propagation de la tuberculose. Certains auteurs, frappés par la fréquence de la tuberculose chez les descendants de tuberculeux, se basant d'autre part sur la constatation de lésions tuberculeuses en évolution faite quelquefois à l'autopsie de fœtus ou d'enfants nouveau-nés de parents bacillaires, sur la présence des bacilles de Koch, sans lésions apparentes, dans les viscères ou les organes de fœtus ou nouveau-nés issus de tuberculeux constatée expérimentalement, en ont conclu que la contagion ne devait jouer qu'un rôle assez restreint, sinon absolument nul dans la transmission de la tuberculose. Tout dépendait pour eux, de la transmission héréditaire du germe infectieux, de l'*hérédo-infection* en un mot, que ce soit de l'infection par conception, ou de l'infection à travers le placenta. Dans tous les cas même où la tuberculose ne se développe que plus ou moins tardivement, et l'on sait qu'elle est relativement rare dans le premier âge, l'organisme n'en serait pas moins en puissance du germe morbide depuis la vie intra-utérine. Si ce dernier ne s'est pas développé, c'est que les tissus, les humeurs des jeunes sujets seraient peu propices au développement du bacille de Koch ; mais celui-ci ne tarderait pas à reprendre son rôle dès que l'organisme avancerait un peu plus en âge (Baumgarten). Cette théorie pour si ingénieuse qu'elle soit dans ses moyens de faire cadrer l'hérédo-contagion avec la rareté de la tuberculose dans le premier age, et au contraire sa fréquence dans les années suivantes, n'a pas le mérite de l'exactitude. En effet, les fœtus ou nouveau-nés ne sont pas réfractaires systématiquement à la tuberculose, la meilleure preuve en est dans la présence rarement constatée, il est vrai, mais non douteuse de lésions tuberculeuses, à l'autopsie de fœtus ou de nouveau-nés. D'autre part, l'expérimentation entre les mains de Nocard, etc. (V. Küss) a bien montré également que les jeunes sujets ne présentaient absolument aucune immunité contre les inoculations du bacille. Il n'y a donc pas d'état réfractaire particulier du jeune âge à la tuberculose, et si la tuberculose devient de plus en plus fréquente avec les années, c'est non pas parce que le jeune organisme perd de son immunité, mais bien plus exactement, parce que les chances de contagion augmentent par la vie dans un milieu infecté, et ce qui le prouve bien, c'est que si on isole immédiatement les jeunes enfants de leurs parents malades pour les envoyer à la campagne comme le fait l'Assistance publique, pas un ne devient tuberculeux.

Le fait est bien prouvé aussi par l'immunité à l'égard de la tuberculose que présentent les enfants des asiles de Prague (Epstein), de Nüremberg (Stich), de Munich (Bollinger) séparés de leur mère dès la naissance, tandis que la tuberculose est fréquente, d'après Frobelius, à Saint-Pétersbourg où les mères restent avec leurs enfants. M. Nocard a montré aussi qu'il suffit d'éloigner les jeunes veaux non tuberculeux, quoique nés de vaches tuberculeuses, de leurs mères, pour les voir échapper indéfiniment à la maladie.

Tout cela nous démontre qu'il existe bien, en réalité, une tuberculose héréditaire, par hérédo-infection, hérédo-contagion, puisque des faits probants, quoique peu nombreux encore, en ont été publiés (Charrin, Berti, Merkel, Jacobi, Sabouraud, etc.), mais il n'en est pas moins vrai que ce fait est l'exception, et que dans la grande majorité des cas, la tuberculose, même du jeune âge, de six mois à deux ans, puis celle de l'enfance, de l'adulte, sont le résultat de la contagion et de la pénétration postérieure à la naissance du germe tuberculeux dans l'organisme infecté. Les faits précédents de l'Assistance publique de Paris, et les autres viennent entièrement à l'appui de cette manière de voir. Ce n'est pas à dire que l'hérédité n'intervienne pas fréquemment, loin de là; il semble bien établi au contraire, que les sujets de souche tuberculeuse deviennent plus facilement, très facilement tuberculeux. Ce fait est avéré et d'observation courante. Toutefois, il n'est que rarement le résultat de l'hérédo-contagion, mais bien plus souvent celui de ce fait que la conception et la vie fœtale dans de pareilles conditions, imprime à l'enfant une modalité nutritive particulière, modifie la vitalité, la résistance, la nature même de ses tissus, de ses humeurs, de ses sécrétions, et rendent son organisme plus favorable au développement du germe tuberculeux, s'il y pénètre: c'est l'*hérédo-prédisposition* admise aujourd'hui à peu près par tous les auteurs. L'enfant ne naît pas tuberculeux, il naît tuberculisable, selon l'expression de Peter.

D'autre part, si l'on veut bien examiner ce qui se passe journellement dans les familles, les ateliers, les magasins, les administrations, les couvents, les prisons, etc., on est frappé de la fréquence des cas où la contagion a joué un rôle évident. Une famille est composée du père, de la mère et de plusieurs enfants, tous bien portants. La mère devient tuberculeuse, le père suit bientôt, puis, successivement, tous les enfants sont la proie de l'infection, sauf un qui, éloigné en bas âge de sa famille, et par suite non soumis à la contamination, échappe au sort commun de ses frères et sœurs. Dans un bureau ou travaillent un certain nombre d'employés, et où jamais auparavant il n'y avait eu de tuberculose, un des employés tombe malade, tousse, maigrit, crache un peu partout; bientôt après, un, deux, puis trois de ses collègues deviennent phtisiques, victimes de la contagion. Nous pourrions multiplier les exemples, mais ce serait une œuvre fastidieuse, ces faits sont trop connus de tous pour qu'il soit besoin d'y insister.

Toutes ces observations rapprochées de ce que nous avons dit précédemment touchant la rareté de l'infection tuberculeuse congénitale, nous montrent bien le rôle et l'importance de la contagion dans le développement et la propagation de la tuberculose.

Mais comment, par quels procédés, par quels moyens peut se faire cette contagion ? C'est ce que nous allons voir. Il est tout d'abord nécessaire d'établir à quel moment et par quelles voies un homme atteint de tuberculose devient dangereux pour ses semblables. Il semble, au premier abord, qu'un tuberculeux ne puisse devenir une source de contamination pour son entourage que le jour où sa tuberculose, primitivement fermée, s'étant transformée en tuberculose ouverte, il répand autour de lui les bacilles pathogènes issus de ses tubercules ulcérés et leur permet ainsi d'infecter de nouveaux organismes. Cela est vrai, si nous nous en tenons au sens strict du mot contagion. Mais nous croyons devoir être plus large dans notre compréhension du mot, et ranger parmi les moyens dits de contagion et par conséquent parmi ceux à combattre dans la prophylaxie de cette contagion, tous les facteurs qui, à un titre quelconque, la favorisent. Or, à ce point de vue, ne savons-nous pas, surtout depuis les belles expériences de MM. d'Arsonval et Charrin, que des animaux infectés peuvent rejeter au dehors avec les gaz expirés, des principes volatils qui, absorbés par d'autres animaux, rendent ces derniers plus aptes à contracter cette infection, plus sensibles aux germes pathogènes. Bien que nous ne connaissions pas d'expériences précises faites dans ce sens pour la tuberculose, il est vraisemblable d'admettre qu'il puisse en être de même, et dans ces conditions la tuberculose non encore ouverte devra déjà préoccuper le médecin et l'hygiéniste et fera conseiller dès son début l'application de mesures préventives utiles sinon absolument nécessaires.

Mais il s'agit là d'un fait évidemment d'ordre secondaire, comme importance. Dans l'immense majorité des cas, c'est surtout lorsque ses lésions se seront caséifiées, ramollies, ulcérées, que le tuberculeux deviendra réellement un danger pour les autres hommes. Toutefois, nous devons immédiatement faire une distinction entre les différentes localisations des tuberculoses ouvertes, toutes ne présentant pas un égal danger au point de vue de la contagion.

Les *tuberculoses osseuses*, *articulaires*, *ganglionnaires*, etc., par exemple, avec suppurations froides ouvertes au dehors, outre qu'en général elles sont le fait de germes atténués (Arloing), répandent ces germes surtout dans des pansements qui sont ou brûlés, ou détruits par d'autres procédés. En tous cas, plus ou moins souillés de pus, ces objets infectés, toujours mis à l'écart et hors d'état de nuire, ne seront jamais une grande source de dissémination de la maladie. Dans les *tuberculoses urinaires ou intestinales*, les bacilles rejetés au dehors avec les urines ou les *fèces*, soumis dans les fosses d'aisance à l'action des germes de la putréfaction, ou bien à celle des agents atmosphériques au dehors, air, oxygène, lumière, chaleur, etc., seront rapidement altérés et détruits, en tous cas, rendus inoffensifs. La *tuberculose génitale* va déjà présenter de bien plus grands dangers, mais, là encore, il ne s'agit pas de faits courants. Car si cette contagion génitale de la tuberculose est admise par Verneuil, Verchère, Fernet, Cornil et Dobroklonski, etc., elle est niée par nombre d'autres. M. le professeur Straus, dans son Traité, ne la rejette pas d'une façon absolue, mais il la considère, néanmoins, comme un facteur rare de transmission de la maladie. La *tuberculose mammaire* de la mère ou de la nourrice pourra également, par l'allaitement, infecter le nourrisson, mais c'est là encore un cas exceptionnel pour le lait des femmes.

Dans le but d'être complet, nous devions rappeler l'existence de ces diverses modalités possibles de la contagion, et nous dirons aussi plus tard quelques mots de leur prophylaxie, en sachant bien toutefois qu'il s'agit là de modes relativement rares, presque exceptionnels, de transmission de la tuberculose. La forme de l'infection bacillaire qui est regardée, et à juste titre, croyons-nous, comme jouant le rôle le plus considérable dans la propagation du bacille de Koch, c'est l'infection de l'appareil respiratoire et surtout l'infection pulmonaire. Aussi est-ce cette forme qui a le plus attiré l'attention dans les récentes discussions sur la prophylaxie de la tuberculose.

Le tuberculeux pulmonaire dont les lésions sont ramollies, ulcérées et ouvertes, rejette au dehors, sous forme de crachats, le contenu, mêlé au mucus bronchique, de ses tubercules ulcérés, de ses cavernules ou de ses cavernes. Aussi ces crachats fourmillent-ils, dans une proportion plus ou moins considérable, mais quelquefois vraiment extraordinaire, de bacilles de Koch, de virus tuberculeux. Si le tuberculeux a une forme peu dramatique de l'affection, une forme chronique, il continue longtemps encore à vaquer à ses occupations, à sortir, il fréquente les lieux publics, l'école, le théâtre, le magasin, l'usine, l'atelier, etc., et pendant tout ce temps il expectore, parfois dans son mouchoir, le plus souvent à terre, sur les planchers, sur le sol, qu'il souille ainsi d'innombrables bacilles. Si l'on songe à l'abondance de l'expectoration de certains tuberculeux, on est frappé de la quantité prodigieuse de germes infectieux qu'ils disséminent ainsi autour d'eux. Les crachats bacillifères desséchés se transforment en poussières qui, soulevées par le mouvement, par le balayage surtout, vont infecter l'atmosphère et, par son intermédiaire, pénétrer dans les voies respiratoires de sujets sains au moment de l'inspiration, pour les contaminer. Il ne s'agit pas là d'une simple vue de l'esprit. Le fait a été bien établi par les recherches de M. Straus, qui a pu déceler la présence du bacille de Koch dans les fosses nasales de sujets absolument sains, mais fréquentant les hôpitaux où les lieux publics où il se fait beaucoup de poussières, notamment les théâtres. Que la pénétration ainsi effectuée de bacilles avec des crachats desséchés dans les voies respiratoires soit dangereuse, c'est ce dont il n'est plus permis de douter depuis longtemps, avec les expériences démonstratives de Villemin, Koch, Tappeiner, Cornet, etc., malgré les restrictions de MM. Cadéac et Malet, de Pflügge, etc.

Mais ce n'est pas seulement en pénétrant dans les voies aériennes que les poussières bacillifères peuvent être dangereuses, elles peuvent en effet se déposer sur divers objets d'usage courant, voire même sur les aliments, et pénétrer ainsi par diverses voies pour infecter l'économie.

D'autres fois, nous l'avons dit, les malades crachent dans leur mouchoir. Or dans ce cas encore les crachats se dessèchent, s'écaillent, se transforment en poussières qui peuvent devenir dangereuses comme dans le cas précédent ; ou bien le mouchoir humide roule dans les poches, sur les meubles qu'il peut ainsi contaminer.

Cette modalité de la propagation de la tuberculose que je signale en tête, car c'est elle qui semble avoir le plus, sinon seule préoccupé les hygiénistes dans ces derniers temps, n'est cependant pas le seul procédé de contagion indirecte de l'homme à l'homme. Le tuberculeux peut en effet transmettre le germe infectieux par d'autres méthodes, en contaminant des objets divers plus tard utilisés par d'autres sujets : serviettes à toilette, serviettes de table, vaisselle, verres, argenterie, aliments, etc... Tous objets qui peuvent servir de véhicule au bacille de Koch, et de sources de contagion.

Enfin il faut encore tenir grand compte de la possibilité de la contagion directe, dans laquelle les baisers et particulièrement le baiser sur la bouche interviendraient comme facteurs de premier ordre. On voit donc combien sont nombreux les cas où le bacille de Koch est susceptible d'envahir l'économie et d'infecter l'organisme de sujets sains, et cependant tous les individus exposés ne contractent pas la maladie.

On sait par les recherches de Straus, nous l'avons dit, que beaucoup de ceux qui fréquentent par exemple les services hospitaliers présentent des bacilles dans leurs voies aériennes, et cependant il n'en est qu'un nombre relativement restreint qui deviennent tuberculeux, du moins au sens clinique du mot. D'autre part, Frænkel, après Loomis et Pizzini, a montré la fréquence extrême de la présence du bacille de Koch ou des lésions tuberculeuses latentes, à l'autopsie de sujets morts de toute autre affection. Tout cela montre qu'il ne suffit pas en général que quelques bacilles de Koch pénètrent dans l'organisme, pour donner lieu à l'évolution d'une tuberculose confirmée, il faut encore que les germes infectieux se trouvent en présence d'un organisme affaibli, débilité, en tous cas se trouvant dans des conditions biologiques particulièrement favorables au développement du parasite et à son activité pathogène. En d'autres termes et pour employer une expression devenue courante en pathologie infectieuse, il ne suffit pas que la graine, que le germe pathogène soit semé sur n'importe quel milieu pour produire ses effets et tous ses effets, il faut encore que le terrain qui le reçoit réunisse certaines conditions qui permettent sa germination et l'éclosion de la maladie. Or un des devoirs les plus importants de l'hygiéniste ne sera-t-il pas de chercher à placer d'une façon générale l'organisme dans les meilleurs conditions de résistance contre un agent pathogène qui se trouve si répandu autour de nous, que vraiment on peut se demander si les mesures, si rigoureuses soient-elles, proposées par les savants et les hygiénistes, seront suffisantes, même appliquées avec la plus stricte exactitude, pour assurer que ce ne sera plus qu'exceptionnellement qu'un bacille de Koch envahira nos voies respiratoires ou digestives. Ce n'est pas certes, que nous n'approuvions d'une façon complète les conclusions auxquelles sont arrivés MM. Grancher, Landouzy, etc., et les mesures qu'ils édictent, mais nous croyons que ces auteurs semblent avoir trop concentré leur attention, et trop cherché à attirer celle des autorités et du public sur un seul des facteurs du problème de la prophylaxie de la tuberculose, le germe, et avoir par cela même semblé négliger l'autre facteur dont l'importance est au moins aussi considérable à notre avis, sinon plus, le terrain. Ce que nous avons dit au commencement de ce paragraphe nous autorise à être affirmatif à ce sujet. D'ailleurs tous les médecins ont leur conviction faite sur ce point et tous savent que le surmenage, l'alimentation insuffisante, l'insalubrité des logements, etc., sont des conditions particulièrement prédisposantes à l'évolution de la tuberculose. Récemment encore, M. Kelsch, dans son remarquable discours à l'Académie de médecine, montrait chiffres en mains, l'importance du facteur terrain, en apportant la statistique des cas de tuberculose observés dans le régiment des pompiers de Paris de 1881 à 1890, période où la morbidité par tuberculose a passé de 3, 4, 5, 6 pour mille en chiffres ronds, à 12, 24, 19 pour mille, pendant trois années où le service des hommes de ce corps avait été particulièrement chargé et pénible. Et les mêmes observations pouvant se répéter pour les autres corps de troupes, M. Kelsch a pu terminer son discours sur ces paroles : « Mais aidez-nous de votre voix si autorisée pour suggérer au législateur ou au Parlement que les auxiliaires indispensables de cette lutte (contre le microbe) sont actuellement chez le soldat *l'élargissement de la surface d'habitation* par la construction des bâtiments reconnus nécessaires, *l'augmentation de la ration alimentaire* par plus de libéralité dans la fixation budgétaire, et enfin *la diminution de la ration de travail* par moins de parcimonie dans la fixation de la durée du service. »

Ce que M. Kelsch a pu observer et dire avec tant d'autorité en ce qui concerne la tuberculose dans l'armée, on peut l'observer et le répéter exactement pour la population civile, où tous les facteurs d'affaiblissement, de débilitation, de préparation du terrain pour ainsi dire, se font encore plus vivement sentir peut-être que chez le soldat, par les conditions plus déplorables de vie, de travail, d'alimentation, de logement où se trouvent nombre de familles d'ouvriers, de petits employés, sans parler des malheureux et des indigents.

L'importance du surmenage et de l'alimentation est trop bien admise pour que nous y insistions longuement. Nous nous contenterons de rappeler le rôle bien connu des médecins, du travail exagéré, des veilles, des soucis, du surmenage de tout ordre, des excès de tous genres qui débilitent l'organisme, dans l'étiologie de la tuberculose. De même une alimentation précaire trop parcimonieuse ou trop peu substantielle, insuffisante pour réparer les pertes de l'organisme, ne tardera pas à mettre ce dernier dans un état d'infériorité manifeste, en faisant une proie facile pour le virus tuberculeux. Malheureusement en dehors de la limitation des heures et des conditions du travail dans l'industrie, dans l'armée, en dehors de l'alimention dans l'armée, sur lesquelles les pouvoirs publics et le législateur peuvent avoir de l'influence, dans tous les autres cas ou à peu près, on est désarmé, car il s'agit de conditions individuelles, privées, sur lesquelles on n'a aucune prise. On ne peut que les signaler, en démontrer toute l'importance, et souhaiter que l'amélioration de l'état social actuel permette à tous de travailler, de vivre et de se nourrir dans de meilleures conditions.

Mais il est encore d'autres facteurs qui intéressent au plus haut point l'hygiéniste et qui paraissent jouer un rôle considérable dans la propagation de la tuberculose ; ce sont l'air confiné, l'insalubrité du logement, la densité de la population et le surpeuplement. Leur valeur mérite d'arrêter notre attention.

Dans un milieu où séjournent des êtres humains, ceux-ci, par les simples échanges respiratoires normaux, par les sécrétions ou les divers gaz et vapeurs qu'ils peuvent éliminer, ne tardent pas à vicier profondément l'air dans lequel ils vivent. Cet air s'appauvrit en oxygène, il devient plus riche en acide carbonique et en autres principes, tels que, l'Anthropotoxine de Brown-Séquard et d'Arsonval, de nature indéterminée, que rejettent les poumons, l'hydrogène sulfuré, divers acides organiques, etc., en un mot cet air se vicie par le fait de la respiration, des fonctions du tube digestif, de la peau, par les foyers divers de fermentation organique et de putridité, etc.

Si l'aération ou la ventilation ne viennent pas renouveler cet air, il s'altère de plus en plus, c'est l'*air confiné*, qui ne fournit plus à l'organisme qu'un milieu irrespirable, non seulement insuffisant par la diminution d'oxygène, mais absolument nocif par la présence de l'acide carbonique et des autres éléments qu'il contient. Un être humain vivant dans de telles conditions ne tardera pas à s'étioler, à perdre sa résistance, au point de devenir bientôt une proie facile pour la maladie et notamment pour la tuberculose.

Cette action nocive de l'air confiné ne se fera pas seulement sentir dans le cas typique que nous venons d'exposer, mais toutes les fois qu'un nombre d'individus trop grand réuni dans un espace trop restreint, même sans murailles, sans limites effectives, non hermétiquement clos, vivra dans un air insuffisamment renouvelé, ce qu'on peut voir se produire dans les ateliers, les usines, les collèges, et même dans les villes, où la densité de la population est trop élevée. Évidemment cette action nocive sera moins immédiate, moins frappante, mais elle ne s'en fera pas moins sentir à la longue d'une façon manifeste, par l'étiolement des individus et par leur moindre résistance aux causes pathogènes.

C'est ainsi qu'interviennent l'*importance des agglomérations humaines* et *la densité de la population* dans l'étiologie de la tuberculose. Leur rôle n'est pas douteux, il suffit, pour s'en convaincre, de regarder comparativement le pourcentage de la mortalité par tuberculose dans les campagnes et dans les villes, suivant le nombre de leurs habitants. C'est ainsi que dans un tableau du livre de M. Straus, nous voyons la mortalité par tuberculose atteindre les chiffres suivants pour 1.000 habitants en 1891 :

4,90	pour 1.000	à Paris.		2.424.705	habitants.
3,63	—	dans villes ayant de	430.000 à	100.000	—
2,88	—	— —	30.000 à	20.000	—
2,16	—	— —	10.000 à	5.000	—
1,81	—	— ayant au-dessous de		5.000	—

Je ne cite que quelques chiffres. Mais bien plus, dans une même ville comme Paris, les variations de la *densité de la population* suivant les quartiers retentissent d'une façon manifeste sur la fréquence de la tuberculose. D'après les statistiques de M. Bertillon, on voit la léthalité par tuberculose dans chaque arrondissement de la capitale, suivre parallèlement la densité de la population pour chacun d'eux. Il y a *parallélisme absolu entre la mortalité et la densité de la population.*

Le *surpeuplement* (plus de deux habitants par pièce d'un logement pour M. Bertillon) est encore l'un des facteurs généraux dont l'intervention n'est guère douteuse. Nous ne connaissons pas de travail d'ensemble fait sur ce sujet. Mais en utilisant les matériaux réunis par M. J. Bertillon dans un autre but, si nous comparons pour divers arrondissements de Paris, par exemple, le nombre relatif par arrondissement des individus habitant un logement surpeuplé, avec la mortalité totale, la mortalité par tuberculose, dans cet arrondissement, si enfin nous faisons le rapport de la mortalité par tuberculose à la mortalité totale, on trouve d'une façon évidente que le surpeuplement favorise à un très haut degré le développement de la tuberculose.

Le tableau suivant, réunissant des chiffres obtenus par M. Bertillon et par M. Lagneau en 1891, nous en fait la démonstration :

	Nombre de sujets habitant un logement surpeuplé sur 10.000	Mortalité totale pour 1.000	Mortalité par tuberculose pour 1.000	Rapport de la mortalité par tuberculose à la mortalité totale
	—	—	—	—
8e arrondissement	404 à 671	12,7 à 15,4	1,73	1/8
9e —	404 à 671	12,7 à 15,4	2,63	1/5
10e —	672 à 938	18,2 à 20,8	2,88	1/7
18e —	1.206 à 1.472	23,6 à 26,2	5,51	1/4
14e —	1.206 à 1.472	29 à 32	6,29	1/5
11e —	1.740 à 2.006	23,6 à 26,2	5,42	1/4
20e —	2.007 à 2.275	29 à 32	5,98	1/5

On voit très nettement par ces chiffres, que la mortalité pour 1.000 par tuberculose croît ainsi d'ailleurs que la mortalité générale, à mesure que le nombre des habitants occupant un logement surpeuplé augmente dans un quartier donné. Mais la mortalité par tuberculose ne croît pas parallèlement à la mortalité générale, elle suit une progression beaucoup plus rapide, et telle que de 1/8 et 1/7 de la mortalité générale dans des quartiers peu surpeuplés, elle s'élève à 1/5 et 1/4 dans ceux où le surpeuplement est très accentué. Je sais bien que les quartiers où la population est la plus dense, les quartiers surpeuplés de Paris sont également ceux où les habitants sont les plus malheureux, les plus pauvres, les plus en butte aux misères et aux souffrances de la vie. Mais une part importante revient cependant d'une façon très probable au seul surpeuplement. Et en effet, du moment qu'il y a *surpeuplement* dans un quartier, c'est que les habitants n'ont à leur disposition que des logements insuffisants où s'entassent souvent pêle-mêle tous les membres d'une même famille, n'ayant qu'un *cubage d'air trop restreint*, et nous savons quelle est l'importance de l'air pur, pour la conservation ou le rétablissement de la santé. Sans compter, encore, que le *surpeuplement* entraîne aussi fatalement avec lui *une promiscuité plus grande entre les habitants* et favorise par suite au plus haut point la contagion, la transmission du germe des sujets malades aux individus sains. Aussi voit-on parfois des familles entières décimées progressivement par la tuberculose, tous les membres s'étant transmis le virus et étant incapables d'y résister par suite des mauvaises conditions hygiéniques dans lesquelles ils ont vécu et continuent encore à vivre.

Enfin il est certain que les individus habitant un logement insalubre, froid, humide, mal aéré, mal ensoleillé, malpropre, souvent par suite, malingres, souffreteux, débiles, peu résistants, étant donné surtout que le plus souvent à l'insalubrité du logement se joignent une ou plusieurs des conditions prédisposantes que nous avons déjà énumérées, constituent, ainsi que l'a dit encore récemment M. Brouardel, un terrain particulièrement propre au développement de la tuberculose.

D'après cette étude on voit que *les conditions pour la transmission de la tuberculose de l'homme à l'homme, c'est-à-dire pour la contagion par le virus tuberculeux et pour le développement des lésions tuberculeuses dans l'organisme contaminé, sans quoi on n'est pas en droit de dire qu'il y a eu contagion, sont de deux ordres, les unes tenant au germe pathogène, les autres au terrain qui le reçoit.* Les moyens prophylactiques à mettre en jeu pour éviter la contagion pourront, eux aussi, suivant les conditions de transmission auxquelles ils auront pour mission de parer, être rangées sous deux chefs : 1° les moyens prophylactiques s'adressant au germe, qui auront pour but d'éviter sa transmission, sa dissémination, de le détruire autant que possible et en tous cas d'empêcher sa pénétration dans les organismes indemnes; 2° les moyens prophylactiques qui auront pour but de rendre le terrain plus résistant, plus réfractaire, grâce à une bonne hygiène générale, au développement du bacille de Koch accidentellement reçu. Et ces derniers moyens ont pour nous une très grande importance, car nous croyons difficile qu'on pratique on puisse réaliser d'une façon absolue la désinfection théorique, la destruction de tous les germes tuberculeux virulents.

C'est à l'étude des méthodes qui peuvent permettre d'espérer arriver à ces résultats que nous allons consacrer maintenant la seconde partie de notre travail. Et si dans la première partie nous nous sommes étendu aussi longuement sur l'étiologie de la tuberculose, c'est que nous l'avons cru indispensable pour la compréhension, la clarté du sujet, et aussi, nécessaire pour bien faire juger de l'importance essentielle et relative de chacun des moyens prophylactiques à mettre en jeu.

II. — Prophylaxie de la contagion de la tuberculose de l'homme à l'homme.

Pour la facilité de l'exposition, et pour éviter autant que possible les répétitions, nous diviserons l'Étude de la Prophylaxie de la Tuberculose en deux chapitres. Dans l'un, nous étudierons la prophylaxie en général de la contagion de l'homme à l'homme, et les moyens qu'elle peut mettre en jeu. Nous réserverons l'autre à l'examen et à l'étude des mesures particulières qu'exige la prophylaxie suivant les divers milieux.

A. — Prophylaxie en général.

Nous envisagerons successivement le virus tuberculeux, puis le terrain.

Ce n'est pas durant toute l'évolution de la tuberculose qu'un sujet atteint de cette maladie peut être une source de germes pathogènes qu'il dissémine à profusion autour de lui. En effet, tant que les tubercules ne sont pas ulcérés, tant que la tuberculose n'est pas ouverte, les bacilles de Koch, emprisonnés dans les tissus pathologiques, ne peuvent en franchir les limites pour se répandre au dehors. A ce moment, comme nous l'avons dit, la *tuberculose est fermée*, elle n'est pas contagieuse. Il y a même un certain nombre de manifestations de la maladie dans lesquelles, pendant toute son évolution, la tuberculose reste fermée, jusqu'à la guérison ou à la mort, méningite, péritonite, granulie, etc. Mais, le plus souvent et dans les formes communes de la phtisie pulmonaire surtout, ce n'est que dans les débuts de l'affection que les lésions sont fermées, peu à peu elles s'ulcèrent, *la tuberculose devient ouverte et très contagieuse.*

Mais déjà, alors qu'elle est encore fermée, l'hygiéniste ne doit pas rester impassible lorsqu'il la soupçonne. Il est de son devoir de la dépister et de s'assurer par tous les moyens en son pouvoir, de l'existence de cette tuberculose. On a employé dans ce but les injections de tuberculine chez l'homme (Escherich, Epstein, Grasset, etc.), comme chez les bovidés (Nocard), les injections de sérum artificiel (Hutinel); mais ces moyens ne sont pas sans risques et sans quelques dangers, et le médecin ne doit les employer qu'avec une certaine prudence et avec une grande circonspection. L'emploi de la radiographie, comme l'a fait M. le professeur Bouchard, peut rendre de grands services. En tous cas, dès que le diagnostic est fermement établi, et alors même qu'il y a tout lieu de se croire en présence d'une tuberculose non ouverte, certaines précautions peuvent déjà ne pas être à négliger. Car, en outre qu'il peut être difficile de dépister l'ulcération des tubercules tout à fait au début et par conséquent dès les premiers instants du danger, le simple fait pour des individus de vivre au voisinage de tuberculeux, de respirer l'air qu'ils ont expiré, alors que cet air est absolument pur au point de vue bactériologique, de se laisser imprégner de leur sueur, bien qu'elle ne soit pas bacillifère, peut ne pas être sans de graves inconvénients. MM. d'Arsonval et Charrin, ont montré qu'en faisant respirer à des animaux de l'air expiré par d'autres sujets infectés par les bacilles pyocyaniques, on les rendait particulièrement sensibles à l'infection par cet agent. Pourquoi n'en serait-il pas de même des bacilles de Koch? N'était-ce pas pour répondre à cette idée que Brown-Séquard avait proposé de faire vivre et respirer les tuberculeux sous une hotte d'appel? Il faut s'en occuper d'autant plus que les conditions qui rendent ce genre d'imprégnation possible, confinement de l'air, surpeuplement, sont celles aussi qui faciliteront le plus la transmission du germe lui-même.

Il sera donc bon déjà pour des sujets sains d'éviter d'être trop au contact, de vivre trop dans l'atmosphère de sujets tuberculeux avérés, même non ulcérés, car ce fait peut les mettre dans des conditions favorisantes pour recevoir le bacille de Koch accidentel qui nous guette partout pour ainsi dire, et surtout pour succomber à son attaque.

Mais, en ce qui concerne le rôle du germe infectieux dans la transmission de la tuberculose, la part favorisante qui revient peut-être à ses produits de sécrétions volatils ou liquides, est bien minime à côté de celle qui résulte de la pénétration du bacille de Koch lui-même dans l'organisme. Il est certain que si l'on pouvait détruire tous les bacilles qui sont répandus à l'extérieur par les malades et supprimer ainsi la transmission de la graine morbide, on ferait disparaître du même coup la maladie. Pas de bacilles de Koch, pas de tuberculose (je ne parle pas ici, bien entendu, des tuberculoses à agents pathogènes autres que le bacille de Koch). Mais c'est là *un idéal* vers lequel on doit tendre évidemment, bien qu'il semble encore bien difficile à réaliser. Néanmoins, nous devons prendre toutes les mesures d'hygiène capables de nous en rapprocher le plus, et c'est dans le cas de *tuberculose ouverte*, à lésions ulcérées, rejetant dans le monde extérieur les bacilles pathogènes par diverses voies, que leur intervention est absolument nécessaire.

Nous laissons de côté ici la question de l'hérédo-contagion, que nous discuterons avec la prophylaxie de la tuberculose dans la famille, à propos du mariage des tuberculeux.

Nous avons vu dans le chapitre précédent que ces voies d'élimination variaient suivant la localisation anatomique de la tuberculose : lait dans la tuberculose mamaire, pus des fistules dans les abcès froids, les ostéites, les adénites tuberculeuses, selles, urines dans la tuberculose intestinale et urinaire, sperme dans la tuberculose génitale, etc. Mais les bacilles éliminés par ces diverses voies n'ont qu'une importance relativement faible dans la propagation de la tuberculose. Nous en avons dit les raisons précédemment, la femme atteinte de mammite tuberculeuse n'allaitant plus en général, le pus qui souille les objets de pansement étant habituellement détruit avec ces derniers, les bacilles des *fèces* et des urines ne tardant pas à être rendus inoffensifs par la putréfaction, et enfin la contagion génitale pouvant être considérée comme très rare. Cependant il est certain qu'il ne faut pas négliger ces facteurs de la contagion ni les considérer comme sans importance, on risquerait d'éprouver de gros mécomptes. Mais cela nous permettra d'être bref sur les mesures à édicter : 1° Il ne faut jamais abandonner l'allaitement d'un nourrisson à une femme atteinte de mammite tuberculeuse, et même en l'absence de lésions mammaires, il sera bon d'éviter qu'un enfant n'ingère du lait d'une nourrice tuberculeuse. Nous ne revenons pas sur la discussion de ce point de prophylaxie, depuis longtemps l'objet de l'attention générale en ce qui concerne la consommation du lait de vache tuberculeuse, et dont tous les arguments se retrouvent dans l'espèce humaine ; 2° il est nécessaire de détruire d'une façon absolue par le feu, ou de stériliser par la chaleur, les objets de pansement ou autres souillés de pus tuberculeux ; 3° la désinfection des selles et des urines bacillifères par les antiseptiques chimiques : sublimé, sulfate de cuivre, etc., s'impose, malgré ce que nous avons dit de la destruction spontanée habituelle des agents pathogènes par la putréfaction ; 4° enfin, les relations sexuelles devront, pour plus de sécurité, être interdites aux individus atteints de tuberculose génitale, au moins lorsqu'elle est en évolution. D'ailleurs, dans ce dernier cas, comme fréquemment les poumons sont également le siège de lésions tuberculeuses, l'abstention de tout contact sera doublement nécessaire, car si la contagion génitale est discutée et, en tout cas, assez rare, il est certain que la tuberculose pulmonaire deviendra la source certaine d'une contamination tuberculeuse, par la cohabitation, le lit commun et les baisers.

Abordons maintenant l'étude de la forme de tuberculose dont le rôle est sans aucun doute le plus important dans la contagion par transmission du bacille de l'homme à l'homme : la *phtisie pulmonaire*. Le tuberculeux pulmonaire, quelle que soit la forme primitive, s'il arrive au ramollissement, à l'ulcération de ces lésions, et à l'évacuation des tubercules ramollis, des cavernules ou cavernes produites, va à chaque instant, à toute heure, en tous lieux, débarrasser ses bronches des produits qui les encombrent en expectorant du muco-pus, ou du pus qui fourmillent du bacille de Koch. On pourrait bien se demander si ce malade, dont les poumons sont ainsi plus ou moins ramollis ou caverneux, ne peut pas disséminer ses bacilles simplement par l'air respiratoire qu'il rejette dans l'atmosphère. Mais les recherches de Straus et Wurtz, répétant au point de vue bactériologique les célèbres expériences de Tyndall, sur la pureté optique de l'air expiré, ont démontré que l'air expiré par les phtisiques, quelque avancé que soit l'état de leurs lésions, ne contenait pas de bacilles de Koch, pas de germes infectieux. Ceux-ci ne sont guère rejetés au dehors et ainsi répandus autour du malade que par l'expectoration. C'est là un fait considérable, car il permet de dire que l'*isolement absolu* du tuberculeux n'est pas indispensable, car il suffira de prendre les mesures de précaution voulues en ce qui concerne les crachats, ou les autres moyens de transmission du bacille, si les malades veulent s'y soumettre rigoureusement, pour supprimer toute possibilité, ou à peu près, de contagion.

On comprend dès lors quelle est l'importance de savoir si les crachats rejetés par un malade présentant des lésions pulmonaires, contiennent ou non des bacilles de Koch, contiennent ou non les éléments capables de semer et de disséminer la tuberculose. Aussi ne pouvons-nous moins faire, que de nous associer complètement au desideratum formulé dans son rapport par M. le professeur Grancher, sur la nécessité qu'il y aurait à ce que *tout médecin connût et sût parfaitement employer les méthodes de coloration d'ailleurs fort simples capables de révéler la présence des bacilles de Koch*. Malheureusement combien on en est loin, encore actuellement !

Donc, le danger le plus courant, le plus constant et le plus répandu de la contagion de la tuberculose de l'homme à l'homme, c'est le crachat de tuberculose ouverte. le *crachat bacillifère*, celui où l'examen microscopique où l'inoculation ou la loupe ont démontré la présence de virus tuberculeux. C'est contre lui d'ailleurs que semblent aujourd'hui vouloir se concentrer les efforts des hygiénistes ou des médecins dans la lutte contre la tuberculose. Nous avons déjà dit quel était notre avis à cet égard, nous y reviendrons plus tard en exposant les autres mesures prophylactiques qui nous paraissent nécessaires ou au moins utiles. Pour le moment nous reconnaissons que le crachat à en effet un rôle considérable dans la dissémination de la maladie et que c'est un facteur de contagion important et par suite digne des mesures les plus rigoureuses.

L'infection par les crachats bacillifères peut avoir lieu de deux façons, par *contagion directe* et par *contagion indirecte*.

Nous serons bref sur la prophylaxie de la contagion directe, les modalités de cette contagion étant en nombre restreint et en somme facilement évitables. La proscription absolue du baiser et surtout du baiser sur la bouche, permettra de supprimer le facteur le plus constant et à peu près unique de la contagion directe et immédiate. La suppression de cette pratique fréquente qui consiste pour les parents ou les nourrices à porter à la bouche, les aliments des enfants avant de les leur faire ingérer, la désinfection absolue des objets, linge, serviettes, services de table, de toilette, etc., ayant servi aux tuberculeux s'imposent également pour éviter la contagion médiate. Il en sera de même pour la literie, et en mot de tous les objets sur lesquels le tuberculeux a pu déposer des bacilles virulents, pendant leur usage. Dans certains sanatoriums même, on a supprimé les serviettes de table en les remplaçant par du papier de soie brûlé à la suite de chaque repas.

Nous plaçons ces mesures dans la prophylaxie de la contagion par les crachats, car c'est en définitive par ces derniers que les bacilles sont amenés des poumons et des bronches dans la bouche et sur les lèvres, et qu'ils sont ainsi les vrais véhicules du bacille pathogène.

Mais les crachats peuvent encore disséminer les bacilles tuberculeux autrement et cette dernière méthode, n'est pas la moins fréquente, et la moins dangereuse ; malheureusement elle n'est pas la plus facile à combattre, car c'est elle qui demande les mesures préventives les plus rigoureuses, les plus constantes, les plus prolongées et partant les plus difficiles à faire observer strictement.

Bon nombre de phtisiques pulmonaires, pour ne pas dire le plus grand nombre, jusqu'à ces derniers temps du moins, pris de quintes de toux, suivies d'expectoration, rejetaient les crachats virulents un peu partout, au petit bonheur, sur le sol des rues, sur les planchers des habitations, des lieux publics, théâtres, salles de réunion, écoles, magasins, etc., soit parce qu'il n'existait pas de crachoirs, soit parce que s'ils existaient, on avait soin de si soigneusement cacher ces instruments répugnants à la vue ou de les répandre avec une telle parcimonie, qu'il était difficile sinon impossible même aux individus pourvus de la meilleure bonne volonté de les découvrir au moment opportun. D'ailleurs leurs dimensions étaient habituellement tellement exiguës, qu'ils méritaient souvent la définition humouristique qu'on en a donnée. En somme dans la grande majorité des cas, les crachats tuberculeux étaient projetés sur le sol où ils séjournaient. Quelques individus plus policés, prenaient bien la précaution d'expectorer dans leurs mouchoirs, mais c'était là encore une pratique absolument nuisible, car ces derniers séjournant plus ou moins longtemps dans un coin de la maison, puis envoyés au blanchissage, non désinfectés peuvent remarquablement disséminer les bacilles tuberculeux, je n'insiste pas davantage sur ce point déjà vu, il suffit de retenir que c'est là une méthode absolument condamnable et qui doit céder la place comme nous le verrons au crachoir de poche.

Tant que les crachats projetés sur le sol restent humides, les bacilles sont retenus dans leur intimité et il n'y a absolument aucun danger, à moins de contact direct. Mais cet état ne persiste pas, les crachats ne tardent pas à se dessécher, à s'écailler, à s'effriter, puis à se briser, à se réduire en poussières, qui sont soulevées par le balayage à sec, le frottement des robes, la marche, etc... Or ces poussières, extrêmement riches en bacilles, deviennent tout à fait dangereuses, capables qu'elles sont de porter les germes virulents jusque dans l'arbre respiratoire, ou encore d'en souiller les aliments ou les objets d'un usage intime. Cette nocuité des crachats desséchés et des poussières bacillifères déjà admise par Villemin, contestée par Pflügge, a été de nouveau démontrée absolument exacte nous l'avons dit par M. Cornet dans des recherches récentes, exposées à la Société de Médecine de Berlin.

Pour éviter ainsi les dangers des crachats et des poussières bacillifères, la première mesure qui s'impose est d'empêcher la dissémination des crachats et de les détruire. Or la seule méthode d'y arriver consiste à répandre à profusion des *crachoirs* dans lesquels on les recueillera pour les détruire ultérieurement. Mais bien entendu ces crachoirs, ainsi qu'il a été dit et répété ne devront nullement ressembler à ceux en usage jusqu'à présent, petites boîtes soigneusement cachées dans les coins, où l'on plaçait de la sciure de bois sèche, autour desquels on crachait au moins aussi souvent que dedans par le fait de leur exiguïté, et enfin que l'on renversait trop fréquemment, ce qui facilitait encore la dissémination de germes, et allant absolument ainsi à l'encontre de leur but. Je ne puis que rappeler au sujet des qualités que doivent posséder les crachoirs, et des dispositions qu'on leur donnera, ce qu'en ont dit M. le Professeur Grancher et M. Landouzy.

Les qualités essentielles sont d'abord de permettre et d'assurer la collecte complète et facile des crachats, de conserver ces crachats humides pour empêcher toute dissémination des bacilles, jusqu'à la désinfection, et enfin de pouvoir subir facilement et très complètement cette désinfection. La solidité est aussi une qualité de première importance comme on le conçoit facilement. Ces conditions étant réunies, les modèles de crachoirs pourront varier indéfiniment suivant les usages auxquels ils sont destinés.

Les *crachoirs communs*, situés dans les lieux publics, hôpitaux, salles de réunion, musées, théâtres, casernes, écoles, ateliers, magasins, etc., devront être nombreux et toujours placés bien en vue. Il sera bon de les disposer à hauteur d'appui, à un mètre au-dessus du sol pour M. Landouzy, montés sur une tige, ou fixés contre le mur. On pourra leur donner des formes variables ; celle d'un vase cylindrique, ou cylindro-conique, recouvert d'une cuvette en entonnoir pour masquer les crachats antérieurs, et permettre l'écoulement facile vers le fond, semble particulièrement favorable. Ils contiendront toujours une solution antiseptique dont la composition peut être variable : solution phéniquée à 50 0/00 par exemple, solution savonneuse, etc. Ils devront être solides, en verre ou porcelaine, épais, ou encore en métal émaillé et enfin être disposés pour pouvoir facilement être désinfectés à l'étuve ou dans l'eau bouillante additionnée de carbonate de soude (Grancher). Cette désinfection sera faite fréquemment, tous les jours ou tous les deux jours si c'est nécessaire.

Ces modèles de crachoir commun, dont l'installation et le prix de revient sont relativement élevés, pourront être à la rigueur, remplacés par des crachoirs placés à terre, mais alors de dimensions suffisantes pour qu'on ne puisse cracher à côté, métalliques autant que possible, et dans lesquels on maintiendra de la sciure de bois constamment humectée en abondance d'une solution antiseptique, au sublimé, à l'acide phénique ou au Crésyl-Jeyès par exemple. Le contenu sera toujours détruit par le feu ou la chaleur, assez fréquemment, tous les jours, si c'est utile.

M. le professeur Landouzy demande avec raison que l'on place en lettres voyantes au-dessus du crachoir, la recommandation d' « éviter par mesure d'hygiène de cracher ailleurs que dans le crachoir ».

Les *crachoirs portatifs personnels* de dimensions restreintes, servant par exemple aux malades à la chambre, ou à l'hôpital, devront remplir exactement les mêmes conditions, mais ils seront de dimensions moindres. On pourra faire de petits vases en porcelaine analogues aux précédents, munis d'une anse, contenant également une solution antiseptique, couverts d'une cuvette en entonnoir et facilement stérilisables.

Enfin pour les tuberculeux que leurs lésions torpides ou légères laissent vaquer à leurs occupations, qui sortent, qui voyagent, ou encore pour les malades en traitement dans les sanatoria pendant leurs promenades, il est absolument indispensable d'avoir de petits crachoirs de poche portatifs, dans lesquels on puisse facilement cracher sans contaminer les parois, absolument étanches, faciles à nettoyer et à stériliser, et dans lesquels on puisse laisser un peu de solution phéniquée.

Le crachoir de poche à fermoir étanche de Detweiler, en est un bon modèle. Il permet de supprimer l'usage du mouchoir dont nous avons vu les inconvénients. Le crachoir de poche en aluminium de Vaquier est aussi recommandable, il allie une capacité considérable à un poids léger, il est démontable, ce qui rend son asepsie facile et complète. Sa fermeture est hermétique et sa solidité absolue. D'ailleurs d'autres modèles peuvent être aussi bons, pourvu qu'ils réunissent les conditions indispensables.

Tous ces crachoirs devront être en double jeu, de façon qu'il y ait toujours un crachoir en place, ou que tout malade ait son crachoir de chambre ou de poche, pendant qu'on désinfecte les crachoirs utilisés la veille, Et d'autre part ils devront toujours être d'une rigoureuse propreté.

Un corollaire indispensable de l'établissement de ces crachoirs, serait l'interdiction absolue de cracher sur le sol dehors et surtout sur les planchers dans les salles de spectacle, les écoles, les magasins, les casernes, les hôpitaux, etc. Sans demander l'application de mesures aussi rigoureuses qu'à Sydney, il est indispensable de faire entrer dans les mœurs par esprit de propreté ou de politesse la suppression absolue de l'usage de cracher à terre. Malheureusement cela ne paraît pas près d'être réalisé si l'on en juge par l'empressement que le public a mis à déférer aux arrêtés du préfet de police ou des préfets départementaux, interdisant par exemple de cracher dans les voitures publiques et les wagons de chemins de fer.

Mais en vérité on peut se demander si ce ne serait pas une mesure utile que de dresser contravention aux individus surpris à transgresser ces arrêtés. On le fait bien pour ceux trouvés en flagrant délit d'uriner sur la voie publique, et cependant le danger des fermentations d'urines n'est pas plus grave à nos yeux, que la dissémination des crachats bacillifères.

Mais en attendant que l'on arrive à ce résultat, on doit supprimer autant que possible toutes les causes susceptibles de soulever les poussières bacillifères et de les disséminer dans l'atmosphère où elles deviendraient une source de contagion, et à ce point de vue on ne saurait trop recommander comme l'a fait M. Grancher, la *suppression du balayage à sec*, et son remplacement par le *lavage* ou le *balayage à la serpillière humide* du sol et des parquets. De même l'usage du plumeau dans les appartements devrait être totalement proscrit et remplacé par l'essuyage avec un linge humide.

A ce propos, nous croyons devoir rappeler qu'il devrait être interdit d'une façon absolue de secouer par les fenêtres, dans les escaliers, dans les cours, les tentures, tapis, vêtements, etc.

Après que ces mesures auront été mises en pratique avec tout le soin désirable, il sera bon par surcroît de précaution, d'assurer la désinfection des locaux occupés par le tuberculeux après sa mort ou après son départ, ainsi que les objets de literie, linges, vêtements, etc., en faisant passer à l'étuve tout ce qui en sera susceptible. Pour la désinfection des locaux, plusieurs procédés sont employés suivant les pays, acide sulfureux en Angleterre (Kenwood), sublimé en France, frottage au pain frais dont on brûle les débris, suivi de l'action de vapeurs de sulfure de carbone en Allemagne. En tous cas il sera bon de faire laver soigneusement à la potasse bouillante, puis au sublimé à 2 0/00 les parquets, les boiseries, etc., de faire reblanchir ou retapisser les murs après la désinfection.

Enfin on devrait s'opposer à ce qu'on pût vendre, donner ou faire blanchir des objets, vêtements, linges, etc., ayant servi à des tuberculeux avant leur désinfection assurée.

La mise en pratique d'une manière rigoureuse de ces précautions, peut permettre de supprimer d'une façon absolue la contagion par l'homme. La meilleure preuve nous en est fournie par ce qui se passe dans les sanatoria où elles sont appliquées d'une façon systématique, et où les malades s'y soumettent avec une grande bonne volonté, d'ailleurs inséparable de leur séjour dans ces établissements. En effet, les statistiques de Brehmer, de Rempler, de Nahm, sur la mortalité par tuberculose de la population des villages de Gœrbersdorf et de Falkenstein, avant et depuis l'installation des sanatoria, ont montré qu'elle avait plutôt diminué.

D'ailleurs, on sait que Cornet, Rivière et Lalesque, etc., n'ont pas pu déceler la présence du bacille de Koch dans les poussières des chambres habitées par des tuberculeux disciplinés.

Mais malheureusement les mesures si bien prises dans les sanatoria pour éviter la contagion tuberculeuse qu'elle n'y existe pour ainsi dire pas, sont absolument insuffisantes dans d'autres stations de tuberculeux et notamment par exemple dans les villes du littoral méditeranéen. Aussi les villes de Nice, Menton, Cannes, où se réunissent, vivent et meurent tant de tuberculeux, présentent-elles un véritable danger pour les touristes ou les voyageurs bien portants ou atteints d'affections autres, qui y sont venus dans le but de rétablir leur santé ébranlée.

Tout ceci nous montre l'utilité des mesures préconisées, puisque grâce à elles, on a pu supprimer la contagion dans des milieux où la tuberculose paraît cependant devoir régner en maîtresse, alors qu'au contraire elle persiste et fait des ravages considérables partout où l'on ne veut pas se donner la peine de les appliquer sérieusement.

Nous venons d'exprimer ici les données les plus générales qui doivent guider les médecins et les hygiénistes, nous verrons plus loin, la conduite à tenir suivant les indications des divers milieux.

Mais il est encore deux points dont la discussion doit nous retenir quelques instants; je veux dire l'*isolement des tuberculeux*, et *la déclaration par le médecin* des cas de tuberculose.

La question de l'*isolement des tuberculeux* que nous aurons l'occasion de retrouver plus spécialement à propos de la prophylaxie de la tuberculose dans le milieu hospitalier, n'est pas facile à résoudre au premier abord d'une façon générale, et précisément je crois qu'il ne faut pas vouloir édicter une mesure constante, car si à l'hôpital l'isolement des tuberculeux s'impose, si partout il ne peut qu'être favorable, il n'est pas toujours applicable. Il est en effet difficile d'enfermer dans un hôpital *ad hoc*, des tuberculeux qui encore en assez bon état continuent à travailler, à gagner leur vie et celle de leur famille, tout en étant cependant un danger pour les gens qui les entourent. On se heurte donc dès l'abord à une question de principe qui empêche de faire considérer l'isolement comme une méthode systématiquement applicable. D'ailleurs nous avons vu qu'avec des mesures et des précautions relativement peu compliquées, pourvu que mises en œuvre d'une manière régulière, systématique et absolue, ce danger pouvait être considéré comme presque insignifiant.

La question de la *déclaration de la tuberculose*, est un problème également compliqué. En dressant la liste des maladies obligatoirement déclarables par le médecin, le législateur n'a pas signalé la tuberculose, et cependant il serait utile qu'on pût toujours désinfecter les locaux où aurait séjourné un tuberculeux et les objets lui ayant appartenu. Mais la *déclaration* non obligatoire pourrait être *facultative*, après entente préalable des médecins avec les familles, qui ne tarderaient pas à se laisser convaincre de la nécessité de précautions dont plus d'une déjà demande spontanément l'emploi. M. le Professeur Grancher pense que dans ces cas, on pourrait fournir aux familles nécessiteuses quelques moyens de faire de la prophylaxie, crachoirs, désinfectants, désinfection totale, etc.

De toute cette étude, il résulte que nous sommes assez puissamment armés pour lutter avec efficacité contre la dissémination du virus tuberculeux et contre la contagion, surtout dans les cas où la tuberculose est avérée ou soupçonnée. Mais comme nous l'avons dit précédemment dans la prophylaxie d'une maladie infectieuse, à côté du facteur germe, il faut considérer le facteur terrain. A côté des méthodes prophylactiques qui ont pour but de détruire le virus morbide, ou au moins, d'empêcher sa dissémination, il y a les méthodes prophylactiques qui s'adressent au terrain et qui se proposent pour tâche de rendre l'organisme plus résistant, réfractaire au germe infectieux, ou de le placer dans de meilleures conditions de lutte. Si les premières pouvaient être réalisées d'une façon idéale, les secondes paraîtraient bien inutiles, car pas de virus, pas de maladies. Mais, il est loin d'en être ainsi en réalité, et l'on ne peut pas se leurrer du vain espoir, même avec les mesures les plus rigoureuses, de voir disparaître le bacille de Koch, et de supprimer d'une manière absolue toute possibilité de pénétration dans l'organisme. Aussi considérons-nous les mesures destinées à mettre ce dernier dans les meilleures conditions de résistance, comme au moins aussi importantes que les premières.

Or, pour y arriver, deux moyens se présentent à l'esprit.

On pourrait d'abord chercher à communiquer à l'organisme un état réfractaire spécifique contre le virus tuberculeux, par une *vaccination*, comme cela existe pour la variole chez l'homme, pour le charbon et d'autres affections chez l'animal. De nombreuses tentatives expérimentales ont été faites dans ce sens chez l'animal, mais sans apporter jusqu'à présent de résultats nettement favorables. Ce n'est pas une raison qui doive certes entraver l'activité des chercheurs dans ce sens, mais, pour le moment, on ne peut que faire des vœux pour la réussite.

Reste le second moyen dont nous devons nous contenter, mais dont il faudrait favoriser le développement. C'est de mettre l'organisme dans un tel état de santé, de vigueur, qu'il puisse résister victorieusement aux attaques du virus. Les mesures prises dans ce but auront d'ailleurs l'avantage de fortifier les individus contre les autres causes d'infection et de maladie, en même temps que contre la tuberculose.

Pour ce faire, il y a deux conditions à remplir, d'abord supprimer toutes les causes de dépression, de débilitation de l'organisme, toutes les causes capables de diminuer sa résistance, puis en outre le placer dans les meilleures conditions possibles de développement de vitalité, de santé. Nous avons déjà étudié dans la première partie de ce rapport quels étaient les facteurs en jeu; nous allons rapidement les passer en revue en insistant sur ceux qui sont moins connus ou dont l'action moins universellement admise nous paraît cependant d'une importance incontestable et primordiale.

Parmi eux, nous ne ferons que signaler le rôle de surmenage, des fatigues, de l'excès de travail, des soucis, des chagrins, de la ruine, d'une alimentation précaire, insuffisante ou de nature mauvaise. Sur eux, en effet, on n'a que peu de prise, car, à part la règlementation du travail dans l'industrie, l'absence de surmenage des hommes dans l'armée, la distribution d'une nourriture substantielle et suffisante dans le cas où le soin en est dévolu aux pouvoirs publics, on ne peut que donner des conseils utiles, sans pouvoir édicter de mesures à prendre. On recommandera d'éviter les excès de travail, le surmenage de tout ordre, les soucis, les chagrins, en un mot, toutes les causes déprimantes. On recommandera bien une alimentation tonique, réparatrice, mais sans qu'on puisse en assurer la réalisation, sauf dans quelques cas particuliers comme l'armée, les hôpitaux, les collèges, etc. On fera connaître aux intéressés, la nécessité qu'il y a à prendre les mesures d'hygiène courantes, destinées à assurer un bon fonctionnement de tous les organes, exercice modéré, repas suffisant, séjour dans un air pur, hygiène de la peau, avec bains, douches, massages, etc.. Malheureusement, il est évident que beaucoup d'entre elles, demandent pour pouvoir être mises en pratique, plus que de la bonne volonté. Cependant, les pouvoirs publics cherchent bien à remplir certains de ces desiderata, c'est ainsi que l'établissement de bains-douches par aspersion à très bas prix dans plusieurs grandes villes d'Europe et même de France (Rouen, Lyon, etc.), répond à l'un d'entre eux.

Mais nous croyons qu'il est surtout trois facteurs principaux contre lesquels on peut et l'on doit entamer la lutte, car leur intervention dans la transmission et le développement de la tuberculose n'est pas douteuse comme nous l'avons vu précédemment ; c'est le *confinement de l'air*, c'est la *trop grande densité de la population des villes*, c'est le *surpeuplement* des habitations, c'est enfin l'*insalubrité de certains logements*.

Les dangers du confinement de l'air dont nous avons précédemment étudié le mode d'action, seront combattus par tous les moyens capables d'assurer aux êtres humains l'apport d'un air neuf, pur, essentiellement oxydant et tonique, dans le milieu où ils vivent, et surtout l'élimination de l'air usé, chargé comme nous l'avons dit de principes nuisibles et toxiques. On devra donner d'abord à chaque local destiné à la vie isolée ou en commun, habitations privées, habitations collectives, et aussi aux locaux où doivent se trouver réunis un grand nombre d'individus pendant un certain temps, salles de réunions, de spectacles, ateliers de diverses nature, etc., un cubage d'air suffisant et en rapport avec le nombre des individualités présentes ; assurer ensuite par des moyens variables suivant les cas l'évacuation de l'air vicié et l'apport d'air neuf : soit par les ouvertures habituelles, fenêtres, portes, etc., soit par des appareils de ventilation variés. En un mot les locaux habités doivent être vastes, bien aérés, bien ventilés.

Mais comme nous l'avons dit, à côté du confinement absolu de l'air non renouvelé dans un espace restreint, clos de toute part ou insuffisamment ventilé, il faut tenir compte d'un confinement relatif, tel qu'il peut se produire dans toute agglomération humaine dont la *densité de population*, c'est-à-dire le rapport du nombre d'habitants à la surface habitée est trop considérable, c'est ce qu'on observe par exemple dans une école, une caserne, un hôpital, dont la superficie est insuffisante pour le nombre d'élèves, de soldats, de malades, ou encore à un degré marqué dans une ville ou dans un quartier seulement parfois d'une ville dont la densité de population est trop élevée. Le moyen de combattre ces défauts consistera surtout à donner plus d'extension en masse aux agglomérations humaines, aux écoles, aux casernes, aux hôpitaux, aux villes, à espacer les locaux habités, en les séparant par des rues larges bien aérées, bien exposées aux radiations solaires, en les parsemant de squares, de plantations d'arbres, de jardins. Les maisons ne devront jamais être de dimensions considérables, toujours pourvues de larges cours intérieures, etc., en se gardant surtout de ces immenses caravansérails où s'entassent un nombre colossal d'êtres humains, de ces maisons à nombreux étages que nous pouvons peut-être admirer à New-York, à Chicago, etc... mais que nous devons bien nous garder d'envier aux Américains. L'idéal serait même de diminuer encore en France le nombre de maisons à plusieurs étages, pour arriver le plus souvent possible à l'emploi du cottage-système. Il est regrettable que des questions économiques viennent souvent entraver des mesures hygiéniques aussi utiles.

Le *surpeuplement* qui dans ces derniers temps a été fort incriminé comme facteur de la mortalité en général et particulièrement dans les maladies infectieuses, intervient, d'une façon particulièrement évidente, les statistiques en font foi, dans la mortalité par tuberculose. Je ne reviens pas sur ce point que j'ai établi antérieurement. On dit qu'il y a surpeuplement lorsque le nombre des habitants par pièce dépasse le chiffre de deux. On voit en effet facilement que c'est là une condition qui rentrera déjà dans les cas précédents, car un des facteurs de l'action nuisible du surpeuplement est sans aucun doute le confinement de l'air.

Mais à ce premier élément viennent s'en ajouter bien d'autres, et d'abord la *promiscuité* fatale des habitants, qui favorisent la contagion. Que dans une famille nombreuse entassée dans un petit appartement. un cas de tuberculose éclate chez le père ou chez la mère, l'autre époux, n'ayant à sa disposition pour se reposer la nuit que le lit conjugal, aura de grandes chances de contracter la maladie, d'autant que le surmenage, les fatigues physiques, les soucis, le chagrin, la misère, causés par la maladie du premier mettent son organisme dans un singulier état de prédisposition. D'ailleurs, au surpeuplement, d'une façon générale se rattachent d'une façon indissoluble tous les autres facteurs de déchéance organique qu'entraînent la misère et les privations, dont ce surpeuplement lui-même n'est bien souvent que la traduction. Donc encore une fois, il faut le répéter, donnez à ces familles des locaux vastes, bien aérés, où le tuberculeux pourra avoir sa chambre ou au moins son lit isolé et vous aurez au moins autant fait pour la prophylaxie de la contagion de la tuberculose, qu'en prenant toutes les mesures de cueillette et de désinfection des crachats qui risqueraient fort à elles seules de rester tout à fait insuffisantes.

Enfin il est un dernier facteur qui mérite d'attirer l'attention de l'hygiéniste, pour la prophylaxie de la tuberculose, c'est la salubrité du logement. Je sais bien qu'il s'agit là encore plutôt de la prophylaxie de la tuberculose en général que de la contagion de la tuberculose à proprement parler, mais je me suis suffisamment expliqué déjà sur les raisons qui me faisaient englober les causes de déchéance de l'organisme, dans celles que l'on devait combattre, pour entreprendre avec fruit la lutte contre la contagion elle-même. D'ailleurs, en outre de ce fait, que l'habitation d'un logement insalubre est une cause d'affaiblissement de la résistance organique, par les facteurs précédemment étudiés, il est certain qu'un local humide, malpropre, mal ensoleillé, mal aéré, conservera beaucoup plus facilement, les miasmes, les virus, les germes pathogènes, pour en infecter les organismes indemnes jusque là, venant à séjourner dans ce milieu. Nous devons être particulièrement reconnaissant à M. le professeur Brouardel, d'avoir cette année même jeté le cri d'alarme à l'Académie des Sciences, à la fois en montrant le danger des logements insalubres dans l'étiologie de la tuberculose, et aussi en faisant remarquer combien la loi de 1858 sur les logements insalubres était illusoire et combien insuffisantes les armes qu'elle mettait entre les mains des maires pour entreprendre une action réellement efficace, seulement posssible après un remaniement et des modifications importantes apportées dans la lettre et l'esprit de cette loi de salubrité publique.

En somme, on pourrait résumer les mesures prophylactiques étudiées dans ces derniers paragraphes dans les conseils suivants, visant à la fois le confinement de l'air, le surpeuplement, et l'insalubrité des logements : donnez aux êtres humains des locaux d'habitation ou de séjour vastes, bien aérés, largement ventilés, recevant du soleil à profusion ; n'entassez plus les habitants des villes dans ces maisons où se trouvent parfois agglomérées des centaines de personnes, que chacun ait des appartements spacieux et autant que possible isolés, le *cottage-system* nous paraît un idéal tout à fait favorable ; donnez à profusion aux villes de l'air, de la lumière et vous aurez contribué pour une large part à la prophylaxie de la contagion de la tuberculose et en même temps, fait non à dédaigner, à la prophylaxie de nombreuses autres maladies infectieuses ou non, ainsi qu'à l'amélioration de la vigueur et de la santé générales.

B. — Prophylaxie spéciale suivant les milieux.

Connaissant maintenant les principes généraux de la prophylaxie de la contagion tuberculeuse, il nous reste à en faire l'application dans les divers milieux où la tuberculose peut faire des ravages, et aussi à mettre en évidence dans ces cas particuliers quelques règles nouvelles et spéciales à chacun d'eux.

Nous suivrons pas à pas dans ce paragraphe la direction suivie par M. le professeur Grancher dans son rapport auquel nous aurons encore à faire de nombreux emprunts, en y ajoutant les quelques notions suggérées par notre conception de la prophylaxie de la tuberculose.

a) — *Dans la famille.*

C'est le cas le plus typique d'application des mesures générales de prophylaxie étudiées dans le chapitre précédent. Elles commencent en effet à la prophylaxie directe contre l'infection tuberculeuse directe par l'allaitement, par la vie en commun, par les rapports sexuels, etc., ou indirecte, contamination par les crachats bacillifères. les poussières, les objets souillés, et se termine à la prophylaxie indirecte, pour ainsi dire, basée sur l'hygiène générale, le logement, la nourriture, le travail, etc.

Mais avant tout, il est bon de faire remarquer combien était dangereuse la pratique des anciens médecins, parfois encore conservée de nos jours et contre laquelle on ne saurait trop s'élever, de cacher sous prétexte d'humanité au malade atteint de tuberculose et à son entourage la nature de l'affection dont il souffrait. Grâce à cette erreur, un tuberculeux excessivement contagieux en pleine tuberculose ouverte, pouvait répandre à profusion autour de lui, les germes pathogènes, contagionner sa famille et tous les gens vivant autour de lui, sans d'ailleurs en retirer aucun bénéfice pour lui-même. Combien il est préférable d'avouer avec ménagement au tuberculeux la nature de sa maladie, en lui exposant qu'il peut et doit guérir. En effet sachant ce qu'il a, il se résignera et prendra les mesures en conséquence, ce qu'il n'eût jamais fait si l'on s'était contenté de lui déclarer un petit rhume insignifiant ou une bronchite sans importance. On le place donc déjà pour ainsi dire dans de meilleures conditions de traitement. En même temps l'exposition du danger qu'il fait courir à son entourage, et les moyens de l'éviter grâce aux précautions susdites, à l'emploi constant du crachoir et du crachoir dans les conditions énumérées précédemment, à la désinfection ou destruction des objets lui ayant servi, au soin qu'il doit avoir d'éviter tout contact trop intime avec les siens, lui donneront la force et l'énergie de se conformer aux prescriptions parfois sévères que le médecin jugera de son devoir de lui imposer. Mais c'est surtout à la famille qu'il ne faudra jamais rien cacher de crainte de l'effrayer, car avertie à temps, elle peut, elle aussi, se mettre en garde et éviter la contagion. Quels doivent être les remords d'un médecin, qui guidé par ce sentimentalisme dangereux, verrait plus tard sous ses yeux, se contaminer par sa faute et se décimer l'entourage de son malade.

Le médecin devra surtout guetter constamment avec le microscope le moment où la tuberculose deviendra ouverte, où les bacilles apparaîtront dans les diverses sécrétions et surtout les crachats, car c'est le mode le plus fréquent de contamination.

Mais déjà avant cette période, et dès que le diagnostic clinique sera fermement établi, même alors que la tuberculose sera encore fermée, le médecin ne restera pas inactif. Il prescrira certaines précautions : telles que la suppression de l'allaitement par la mère tuberculeuse, surtout s'il y a de la tuberculose mammaire, la suppression des rapports sexuels, l'éloignement du mari ou de la femme suivant les cas, du lit conjugal. Il sera bon dès ce moment si le fait est possible, non seulement de faire deux lits, mais même deux chambres; de même les enfants ne devront pas coucher dans la même chambre que le sujet infecté. L'avantage de cette mesure sera double : d'abord elle supprimera ou diminuera les chances de contagion ou d'imprégnation des sujets sains par les produits virulents ou toxiques éliminés par le tuberculeux; d'autre part elle permettra à ce dernier de respirer dans de meilleures conditions et de ne pas se voir ravir un peu de cet air pur, un peu de cet oxygène qui lui sont si utiles.

A fortiori ces précautions devront être continuées ultérieurement et une fois la tuberculose ouverte; mais alors il faudra y joindre la désinfection ou la destruction de tous les objets ayant servi au malade et susceptibles de se trouver contaminés, l'usage des crachoirs dans le cas de tuberculose pulmonaire, selon les préceptes indiqués déjà. De plus, ne jamais recourir au balayage à sec, ni au plumeau, mais laver le sol ou le nettoyer à la serpillière humide, essuyer les murs, les meubles, les objets avec un linge humecté. La propreté rigoureuse du sol aurait surtout une grande importance dans le cas où il y a des enfants qui se traînant, rampant sur le sol, sont tout prêts à y glaner les germes qui le souillent.

L'isolement du tuberculeux, lorsqu'il sera possible, dans un sanatorium ou ailleurs, serait une mesure singulièrement utile.

Enfin, il faut ajouter la déclaration facultative et la désinfection absolue, totale de la chambre, de la literie, des vêtements, du linge, etc., après un changement de domicile, ou après le décès.

Toutes ces précautions sont surtout importantes si, dans la famille, il y a de jeunes enfants, nouveaux-nés ou nourrissons qui constituent un terrain particulièrement favorable, et certainement beaucoup de tuberculoses du premier âge ou de l'enfance que l'on aurait tendance quelquefois à regarder comme héréditaires, sont en réalité le résultat d'une contagion dans les premiers jours ou les premiers mois de la vie.

Mais la tuberculose héréditaire vraie, elle-même, ne doit pas davantage laisser indifférents l'hygiéniste ou le médecin. Sa prophylaxie se rattache au problème complexe du *mariage des tuberculeux*.

Les tuberculeux peuvent-ils se marier ? Quelle conduite doit tenir le médecin à qui l'on demande son avis sur ce sujet ? Pour nous, il n'y a aucun doute, le médecin doit interdire moralement le mariage à tout tuberculeux avéré, dont la tuberculose est en évolution, de même qu'il l'interdit à un syphilitique non absolument guéri. Si le sujet dont il s'agit n'est que suspect de tuberculose, le médecin pourra autoriser le mariage après une longue observation et après s'être assuré qu'il ne s'agissait pas en réalité de tuberculose, ou le tolérer si la tuberculose paraît guérie complètement depuis assez longtemps. Mais, dans ce dernier cas, il se rappelera que le mariage, surtout pour les femmes avec les grossesses, peut être fréquemment la cause d'une nouvelle poussée, d'un réveil de la tuberculose, ce qui devra augmenter la circonspection qu'il mettra à donner son autorisation au mariage ou à le tolérer.

L'interdiction du mariage aux tuberculeux aura un double avantage : elle évitera d'abord la contamination possible de l'autre conjoint indemne, et ensuite, elle supprimera la procréation d'enfants qui auraient de grands risques d'apporter en eux, à la naissance, le germe tuberculeux par hérédo-contagion et qui, en tout cas, seraient presque toujours des êtres chétifs, malingres, souffreteux, dans de mauvaises conditions de vitalité, et pour ainsi dire marqués d'avance pour la tuberculose qui les guette par hérédo-prédisposition.

Cette deuxième, et non moins grave raison au point de vue social, d'interdire le mariage aux tuberculeux a une grande importance, car elle montre que cette interdiction s'étend aussi bien au mariage entre deux tuberculeux, qu'à celui d'un tuberculeux avec un sujet sain. Cette même raison fera encore que les relations sexuelles entre les époux, si la tuberculose se développe chez l'un des deux ou chez les deux, plus ou moins longtemps après le mariage, devront être supprimées, non seulement par crainte d'infection réciproque, mais aussi de peur d'engendrer des enfants débilités, dégénérés, tuberculeux héréditairement ou prédisposés à le devenir.

On pourrait presque schématiser ces notions en appliquant aux tuberculeux l'aphorisme de Peter et de Landouzy relatif aux jeunes femmes atteintes de lésions valvulaires cardiaques : « célibataires, pas de mariage ; mariés, pas d'enfants ; s'il y a des enfants, pas d'allaitement par la mère. »

b). *Dans l'armée.*

Pour M. Grancher, la contagion de la tuberculose serait assez fréquente dans l'armée, et reconnaîtrait pour principaux facteurs : la promiscuité, les crachats, les poussières bacillifères, etc. M. Kelsch diffère d'opinion, et il dit : « Nous avons la conviction qu'on entre dans l'armée, tuberculeux, aussi souvent qu'on l'y devient. » La tuberculose, latente au moment du conseil de révision, de l'incorporation, se développe sous l'influence de causes secondes : « la fréquence de la tuberculose est plutôt subordonnée aux péripéties pathologiques ou professionnelles qu'aux chances de contagion ou d'infection par les locaux. » (Léon Colin et Kelsch). Mais quelle que soit sa fréquence, la contagion n'en existe pas moins, et l'on doit prendre toutes les mesures pour la supprimer.

Le premier soin doit être d'éloigner tous les tuberculeux de l'armée, soit en ne les y faisant pas entrer, soit en les renvoyant dès que la maladie est certaine ou probable. La première indication à remplir, est l'affaire des diverses visites médicales auxquelles le jeune soldat est soumis avant et au moment de son incorporation ; mais si la tuberculose a passé inaperçue lors de ces premiers examens, ou si elle se développe ultérieurement, il revient aux médecins des régiments ou des hôpitaux, de la dépister, de bien l'établir, et de faire prononcer par la commission de réforme le renvoi des individus dangereux.

M. le Professeur Grancher pense qu'on pourrait se limiter aux pratiques suivantes :

1° Ne pas éliminer d'emblée, *à priori*, les *simples suspects*, ce qui pourrait faire une perte considérable pour l'armée, mais se contenter de les mettre *en observation*, par des ajournements ou des congés.

2° Dans le *cas de probabilité de début*, mais sans confirmation absolue et sans bacilles : faire prononcer la *réforme temporaire*.

3° Enfin si la *tuberculose est avérée* et surtout si le malade élimine des bacilles de Koch, si sa tuberculose est *ouverte* : demander la *réforme définitive*.

Nous ne pouvons que nous associer à M. Grancher pour qu'on prenne d'une façon régulière ces précautions. D'ailleurs l'Instruction ministérielle du 17 mars 1890 sur l'aptitude au service militaire est très catégorique au sujet des tuberculeux : « Non seulement la tuberculose confirmée est une cause d'exemption et de réforme, mais la réforme doit encore être prononcée toutes les fois qu'il y a imminence de tuberculisation pulmonaire, et la réforme est urgente même lorsque la maladie est à son début. » Les mesures sur énoncées ne sont que l'application sinon de la lettre, du moins de l'esprit de cette note.

Mais, malgré tout, quelques cas peuvent échapper, des tuberculeux latents peuvent être dangereux sans qu'on ait pu les soupçonner, ou, parfois, qu'on n'élimine pas immédiatement pour d'autres raisons, il faudra donc encore ici comme toujours faire le nécessaire pour empêcher la dissémination du virus tuberculeux et le détruire.

Pour cela, l'application des mesures hygiéniques soigneuses dans les casernements en général, dans les chambrées en particulier, sont indispensables : Étanchéité des parquets par la coaltarisation, suppression des poussières par le lavage ou le balayage à la serpillière humide ou à la sciure de bois humide et phéniquée du sol, par l'essuyage humide des meubles, ou autres objets, disposition de crachoirs communs remplissant les conditions prescrites, désinfection, etc. Je ne répète pas inutilement tous ces détails déjà longuement exposés ailleurs. Ces précautions auront l'avantage non seulement de combattre la dissémination de la tuberculose, mais encore d'être des mesures d'hygiène et de salubrité générales, utiles contre toutes les autres maladies infectieuses possibles, et favorables au maintien de la santé des troupes.

Il est d'autres détails qui ont encore leur importance. On ne saurait trop insister sur l'utilité qu'il y aurait à ne plus laisser les hommes manger dans la chambrée même ; je sais bien que dans certaines garnisons ou plutôt dans certains casernements on a disposé des salles en réfectoires, où il y a moins de chance que les soldats puissent déposer leur pain ou leurs aliments sur des tables souvent aussi malpropres et aussi contaminées que peuvent l'être celles des chambrées. Mais il est encore beaucoup d'autres endroits où, faute de place il faut le reconnaître, cette amélioration n'existe pas encore. D'ailleurs, comme le dit M. Grancher, encore maintenant il y a l'inconvénient de prendre le café le matin au moment ou l'homme de chambrée, après l'avoir servi, balaye à tour de bras et en soulevant des nuages de poussière, ce qui a évidemment, quelqu'en soit l'inconvénient au point de vue exclusif de la tuberculose, d'être certainement malsain au point de vue général. Et, à ce propos, il est encore un usage déplorable, qui n'existe peut-être plus aujourd'hui, je l'ignore, mais que certainement, autrefois, avait de gros inconvénients, je veux dire l'usage établi de disposer le pain ou le biscuit sur des planches suspendues au milieu des chambrées et où toutes les poussières soulevées par le balayage, le nettoyage, allaient fatalement se déposer souillant ainsi ces aliments.

Enfin je rappellerai encore et surtout ici, l'importance des grandes mesures d'hygiène général sur lesquelles M. Kelsch a eu grandement raison d'insister à la fin de son discours : l'élargissement de la surface d'habitation, la suppression du surpeuplement, le cubage d'air suffisant, l'aréation et la ventilation des casernes, l'augmentation de la ration alimentaire, la diminution du travail, etc.

c). — *Dans les écoles, les collèges.*

Nous ne pouvons que répéter à propos de ces agglomérations humaines, les prescriptions déjà énoncées pour la prophylaxie de la tuberculose dans la famille ou dans l'armée.

Dans les écoles proprement dites, et pour les externes dans les lycées, les dangers de contagion sont relativement faibles, les enfants vivant peu de temps au contact les uns des autres, et peu de temps dans les classes. Pourtant, l'entrée et la sortie des élèves déterminent toujours une poussière assez intense dont il faut éviter, autant que possible, les inconvénients. Aussi, en dehors des conditions générales de superficie, de cubage, d'aération voulues pour les classes, faudra-t-il encore prendre les précautions d'usage contre les contaminations possibles, en faisant disposer des crachoirs comme il a été dit et au-dessus l'avis suivant de M. le ministre de l'Instruction Publique. « Défense de cracher par terre et de balayer à sec », auquel on aura soin de se conformer. De même pour l'essuyage.

Dans les collèges ou lycées, les contacts étant plus prolongés, plus intimes, la promiscuité plus grande entre les élèves, aux mesures précédentes on devra joindre autant que possible l'éviction des enfants atteints de tuberculose avérée et surtout de tuberculose ouverte. Comme il n'y a pas de règlement intérieur qui permette régulièrement cette élimination, il faudra user d'habileté et de diplomatie, faire comprendre à la famille, comme le dit M. Grancher, que le travail et la discipline sont incompatibles avec les soins nécessaires à l'état des bronches et des poumons de l'enfant ou du jeune homme, et en somme arriver à le lui faire reprendre.

d). — *Dans l'atelier et le magasin.*

Dans ces cas la réglementation est plus difficile, à cause des conditions particulières dans lesquelles il faut agir. C'est ainsi que dans un atelier, il sera impossible moralement, de congédier un ouvrier atteint de tuberculose torpide, lentement développée, pouvant continuer son travail, alors que ce travail est la seule ressource de sa famille, et cependant un tel sujet est excessivement dangereux dans le milieu où il se trouve, atelier, usine, famille, etc., il souille tout autour de lui, il répand à profusion du virus tuberculeux, s'il ne sait pas les précautions qu'il doit prendre, ou en tout cas s'il ne les emploie pas. C'est bien un peu par la discipline, mais beaucoup par la persuasion, par l'exemple, par les leçons de tous les jours qu'on parviendra à lui persuader qu'il ne doit expectorer que dans des crachoirs disposés à cet effet; dans les conditions présentes, il sera bon de mutiplier les avis portant : « Défense de cracher sur le sol et de balayer à sec. » Enfin ce sera l'œuvre des médecins, des inspecteurs des ateliers et des usines, des inspecteurs du travail, de voir si l'on se conforme à ces prescriptions, et d'exercer par l'autorité attachée à leur parole, une pression morale suffisante, pour obtenir ce résultat. Une fois l'habitude acquise, l'éducation faite, le reste ira tout seul, et il ne viendra pas plus à l'esprit d'un ouvrier de cracher sur le sol dans son atelier, qu'à l'homme du monde de le faire dans un appartement ou dans un salon. Tout ceci a été fort bien dit par M. Grancher.

C'est la même répétition pour les magasins et surtout les grands magasins où le flot des visiteurs et surtout des visiteuses, détermine toujours par son passage sur les parquets ou sur les tapis, la production d'une poussière considérable et souvent dangereuse, car il faut bien supposer que parmi les gens qui ont pu souiller le sol, bon nombre étaient tuberculeux. Les malheureux employés ou dames de magasin, vivant du matin au soir dans cette atmosphère contaminée doublement et par les poussières et aussi par le défaut de renouvellement de l'air vicié, car on n'ouvre pas les fenêtres de crainte de détériorer les marchandises, semblent aussi voués à l'infection que les cobayes de l'expérience de Cornet dont ils réalisent toutes les conditions. Et le visiteur, ce qui est plus, semble sollicité pour ainsi dire à souiller le sol car, nulle part, on ne voit de crachoir où il pourrait expectorer. Disposer des crachoirs toujours selon les règles, laver le sol, ventiler largement, voilà le nécessaire, est-ce trop demander pour épargner la santé et la vie souvent des hommes qui passent ou séjournent constamment dans ce milieu.

Enfin, là encore, la désinfection, s'il y a lieu, devra faire son œuvre.

e). — *Dans les théâtres, salles de réunion.*

Les indications à remplir sont toujours les mêmes et les moyens pour y parvenir ne changent pas, aussi croyons-nous inutile d'y revenir en détail, ce qui ferait des répétitions inutiles. Toutes ces précautions seront surtout nécessaires dans les théâtres, et du côté scène, où le mouvement des décors, les secousses imprimées au plancher par les ballerines, soulèvent parfois des nuages de poussière, dont acteurs, figurants, gardes de Paris, pompiers, etc., peuvent être et sont trop souvent les victimes.

f). — *Dans les hôpitaux.*

L'étude de la prophylaxie de la tuberculose dans les hôpitaux est l'une des parties les plus intéressantes au point de vue doctrinal de la question, particulièrement en ce qui concerne l'isolement à établir, ou non, des tuberculeux dans des salles spéciales des hôpitaux ordinaires, et aussi dans des hôpitaux particuliers destinés à cet usage.

Récemment la Commission de l'Académie de médecine s'est prononcée en votant à l'unanimité la proposition suivante de M. Roux : « la meilleure manière de combattre et de traiter la tuberculose, c'est d'isoler les tuberculeux, parce qu'ainsi on évitera la contagion, et parce que dans des hôpitaux spéciaux les tuberculeux seront dans de meilleures conditions thérapeutiques ». C'est donc prendre parti pour l'isolement des tuberculeux, et pour l'*isolement dans des hôpitaux spéciaux*.

M. Roux a admirablement résumé, dans sa courte proposition, les raisons qui doivent militer en faveur de la deuxième méthode. En effet, on pourrait bien se contenter, au point de vue de la prophylaxie pure, se contenter d'isoler les tuberculeux dans des salles déterminées des hôpitaux ordinaires, mais il y aurait des inconvénients incontestables. Inconvénient d'abord dans ce fait qu'il serait assez difficile d'assurer un isolement complet, parfait, tant au point de vue des malades que, surtout, du personnel et du matériel ; inconvénient, ensuite, en ce que ces hôpitaux se trouvant habituellement au milieu des villes, les tuberculeux y seraient, comme l'a dit M. Roux, dans de beaucoup moins bonnes conditions thérapeutiques. Il faut donc isoler les tuberculeux, les isoler dans des hôpitaux spéciaux, que l'on installera, autant que possible, de manière à assurer aux malades de l'air pur, du soleil, l'absence de brouillard et d'humidité.

On a objecté à cette méthode que ce serait créer de véritables *tuberculoseries* rappelant les *léproseries* du moyen âge. Mais, en outre que cela importe peu pourvu que les malades puissent y recouvrer la santé, en fait, cette objection n'existe plus devant la réussite incontestable des sanatoria.

Je ne veux pas ici faire l'éloge des sanatoria, dont le succès s'explique amplement par le nombre des améliorations et aussi des guérisons que le traitement et l'hygiène sévères auxquels sont soumis les malades ont pu déterminer. Il est certain qu'au point de vue théorique, les sanatoria sont parfaits; ils sont parfaits aussi pour le traitement des tuberculeux riches ou aisés. Mais en est-il de même au point de vue pratique, en ce qui concerne les tuberculeux pauvres, ceux qui encombrent nos salles d'hôpital? Si l'on ne considère que le résultat produit par le séjour au sanatorium, pour un malade déterminé, c'est très bien; mais, malheureusement, le coût, l'éloignement aussi de ces établissements font qu'ils ne seront jamais utilisables que pour un nombre trop restreint de malades. En effet, le prix de revient élevé du lit dans ces établissements, fait qu'on ne peut créer de longtemps des lits en nombre suffisant pour tous les tuberculeux à traiter, et, d'autre part, leur éloignement fait que peu de malades accepteraient probablement d'y séjourner longtemps ou même de s'y rendre, ne voulant pas s'écarter autant de leur famille ou de leurs affaires, surtout dans les cas les plus intéressants, ceux de tuberculose curable.

Aussi nous semblerait-il véritablement nécessaire de créer, à proximité des villes, des hôpitaux de tuberculeux placés dans des conditions de situation, d'exposition, d'aération aussi bonnes que possibles, moins luxueux et moins compliqués que les sanatoria, mais où les tuberculeux trouveraient la majeure partie des conditions hygiéniques et thérapeutiques qui font le succès de ces derniers, avec cure hygiénique, aération continue, repos, alimentation puissante, comme à Falkenstein, Davos, etc. La création du sanatorium d'Angicourt, pour les tuberculeux de Paris, du sanatorium d'Hauteville, pour ceux de Lyon, est un pas fait dans cette voie, dont on a compris toute la valeur; il est à souhaiter qu'on ne s'en tienne pas là et que d'autres villes suivent l'exemple donné. Les tuberculeux pouvant se rendre dans les sanatoria classiques le feront, et les autres trouveront dans ces hôpitaux suburbains des conditions autrement favorables que dans les hôpitaux urbains. Enfin, au point de vue qui nous occupe plus spécialement, les tuberculeux isolés dans ces établissements, où les mesures de prophylaxie les plus rigoureuses seront prises, ne seront plus un danger pour les autres malades des hospices ou pour les habitants des villes.

Là, bien entendu, seront prises des mesures d'hygiène aussi rigoureuses que dans les sanatoria concernant l'installation et les malades. Partout, les planchers seront étanches, par enduit de paraffine (Bard) ou par un autre procédé; les murs revêtus d'enduits imperméables faciles à être lavés. L'aération se fera largement et, enfin, tout hôpital sera pourvu d'une étuve à désinfection. De nombreux crachoirs communs seront disposés partout, dans les salles communes, dans les couloirs, conformes aux modèles préconisés précédemment. Les malades auront un double jeu de crachoirs personnels de chambre et de crachoirs de poche, désinfectés soigneusement chaque jour. On pratiquera après chaque repas la désinfection des cuillers, fourchettes, assiettes, verres linges, etc..., et l'on ne se contentera pas d'un simple lavage comme aujourd'hui. On devra également mettre à la disposition des malades, un mobilier, lit, table, etc., et des vêtements dont la désinfection pourra être faite facilement et toutes les fois qu'il sera utile.

Enfin, en un mot, on réunira toutes les conditions de thérapeutique et d'hygiène nécessaires pour assurer un traitement utile des malades et la prophylaxie de la maladie. On voit d'ailleurs que grâce à ces mesures, les Sanatoria qui devraient être un foyer d'infection tuberculeuse, non seulement n'ont jamais contaminé le voisinage, mais que même les cas de tuberculose non seulement n'ont jamais contaminé le voisinage, mais que même les cas de tuberculose deviennent souvent plus rares dans le pays qu'avant leur installation, comme nous l'avons déjà dit.

Mais en attendant que Sanatoria ou hospices de tuberculeux soient établis en nombre suffisant, les tuberculeux restent dans les hôpitaux ordinaires. Aussi devra-t-on, dès maintenant, prendre dans ces hôpitaux les mesures de prophylaxie sus-énoncées, que les malades soient dans les salles communes, ou mieux dans des salles isolées, ou mieux encore dans des pavillons isolés, où on pourrait les y faire soumettre plus facilement peut-être.

Enfin, je rappellerai surtout l'importance qu'il y a à isoler des tuberculeux les malades atteints d'affections ulcératives ou congestives de l'arbre respiratoire qui ouvrent toute grande la porte à l'infection tuberculeuse.

A cette étude de la prophylaxie de la tuberculose dans les hôpitaux se rattache la question des infirmiers-sanitaires sur laquelle a insisté avec tant de raison M. Grancher.

Le danger de la contagion de la tuberculose pour les infirmiers et infirmières en général dans les hôpitaux est tel qu'on observe dans la corporation un décès sur trois par tuberculose. Et c'est là un fait facile à comprendre, en concevant ces sujets qui vivent quotidiennement dans un milieu malsain, surmenés comme travail, mal nourris souvent et mal logés, fréquemment en contact avec des tuberculeux ou manipulant constamment des objets souillés par eux et dont on ne leur a pas appris suffisamment le danger et les moyens de l'éviter. Il faut songer aussi à protéger ce personnel, digne de toute la sollicitude ; et cela en créant des écoles d'infirmiers et infirmières, chargés de ces services dangereux, et qui, connaissant d'une part le péril, mais de l'autre les moyens de le conjurer, ne seront plus victimes de leur ignorance. D'autre part, il faudra leur assurer des conditions d'hygiène générale, d'habitation, d'alimentation, de repos, qui les mettent en état de résister contre une infection accidentelle toujours possible.

Grâce à tous ces moyens on aura des hôpitaux où les tuberculeux, non seulement ne seront plus un danger constant pour les autres malades, mais encore acquerront des habitudes d'hygiène, se feront une véritable éducation, prendront la notion de leurs devoirs envers leur famille, envers le corps social, comme envers eux-mêmes. Alors, sortis de l'hôpital, non seulement ils ne seront plus un danger pour leur entourage, mais encore ils lui communiqueront les notions d'hygiène dont il se seront pénétrés, dont ils auront pris l'habitude, et dont souvent ils auront compris l'importance.

En somme, dans cette longue étude de la prophylaxie de la tuberculose suivant les milieux, nous n'avons guère fait qu'appliquer dans chaque cas particulier, les notions générales de prophylaxie établies dans le chapitre précédent. On pourra nous reprocher d'avoir fait systématiquement beaucoup d'hygiène générale, mais, c'est qu'à notre avis, celle-ci a une importance capitale dans la prophylaxie même de la contagion de la tuberculose, en nous basant sur les motifs exposés au début de notre rapport. Aussi ne craindrons-nous pas de revenir encore sur ce sujet dans nos conclusions générales.

III. — Conclusions.

La prophylaxie de la contagion de la tuberculose de l'homme à l'homme, doit être basée sur deux grands principes :

1° Empêcher la transmission directe ou indirecte de bacilles de Koch, du virus tuberculeux, de l'individu malade aux sujets sains; entraver sa dissémination et le détruire.

2° Placer l'organisme des individus sains, par une excellente hygiène générale, dans un état de vigueur, de résistance tel, qu'il soit capable de se défendre efficacement et de vaincre le virus susceptible de l'infecter accidentellement.

A. — Supprimer l'infection par les bacilles de Koch.

L'*isolement des tuberculeux*, malheureusement difficile dans l'application courante, serait la méthode de choix.

a). — *Infection directe.*

1° Défendre l'allaitement aux femmes atteintes de tuberculose, surtout s'il y a des tubercules mammaires.

2° Éviter toute relation intime des sujets sains avec les tuberculeux : baisers surtout sur la bouche, relations sexuelles, etc., particulièrement dans le cas de tuberculose ouverte.

b). — *Infection indirecte.*

3° On recueillera et détruira par la chaleur ou les antiseptiques chimiques tous les produits tuberculeux éliminés par les malades : dans les crachats, les urines, les selles, etc.

4° Des crachoirs communs garnis d'une solution antiseptique ou de sciure de bois humide et antiseptique seront disposés à un mètre environ au-dessus du sol, très visibles de tous, dans tous les lieux publics, les théâtres, les écoles, les casernes, les ateliers, les magasins, les hôpitaux, etc., avec la mention : « Défense de cracher sur le sol. » Au besoin, établir des peines disciplinaires, comme dans les cas de miction dans les endroits publics.

5° Les tuberculeux eux-mêmes auront des crachoirs personnels à domicile et des crachoirs de poche pour sortir, garnis d'une solution antiseptique et qu'on désinfectera quotidiennement.

6° Partout où séjournent des tuberculeux et, par suite, dans tous les établissements publics où privés où se trouvent réunis un certain nombre d'êtres humains, on supprimera le balayage à sec et on le remplacera par le lavage ou le balayage à la serpillière humide; de même, on essuiera les meubles et autres objets avec un linge humide. Il sera également interdit de secouer les tapis, tentures, etc., dans les maisons ou dans leur voisinage immédiat.

7° On désinfectera les objets, vêtements, linges, service de table, etc., ayant servi ou servant aux tuberculeux.

8° On désinfectera, après décès ou après changement de local, la pièce où habitait un tuberculeux, ainsi que la literie, les meubles, etc., dont il a fait usage.

9° On évitera même le séjour prolongé auprès des tuberculeux et dans l'atmosphère où il vivent.

B. — Rendre les organismes sains réfractaires au virus.

Placer les sujets sains et particulièrement ceux exposés à l'infection par le milieu où ils vivent ou par leur profession, dans les meilleures conditions d'hygiène générale, surtout :

10° Éviter le surmenage, chagrins, soucis, etc., toutes les causes d'affaiblissement ou de débilitation. — Repos suffisant;

11° Alimentation générale reconstituante;

12° Supprimer les inconvénients que présente l'air confiné en fournissant à chaque être humain, un cubage d'air suffisant, et assurer son renouvellement, l'apport d'air pur, par l'aération, la ventilation;

13° Diminuer autant que possible la *densité de la population*, en étalant pour ainsi dire les villes, en ne construisant plus ces immeubles immenses où s'entassent les êtres humains, en y établissant de larges cours intérieures, en séparant les maisons par des rues larges, aérées, ensoleillées en parsemant les villes de places, de squares, etc.; application du *cottage system* ;

14° Éviter le surpeuplement des habitations et les mauvaises conditions hygiéniques ainsi que la promiscuité qu'il entraîne;

15° Assurer des logements salubres à tous;

C. — Prophylaxie suivant les milieux.

16° *Famille.* — Les tuberculeux ne devront pas se marier. Mariés, ils s'abstiendront de relations sexuelles, afin de ne pas contaminer l'autre époux si un seul est tuberculeux et de ne pas procréer d'enfants voués souvent à une existence précaire et prédisposés à la tuberculose, s'ils n'en sont pas atteints héréditairement.

Les époux feront deux lits et même deux chambres si l'un a une tuberculose confirmée ou ouverte.

L'isolement sera excellent, s'il est possible.

La mère n'allaitera pas.

On éloignera autant que possible les enfants, surtout en bas âge, en les envoyant à la campagne.

On prendra toutes les mesures pour la collecte et la désinfection ou la destructions des sécrétions pathologiques, et surtout des crachats...

On évitera les dangers des poussières par le lavage à la serpillière humide, l'essuyage humide.

On assurera la désinfection des locaux et de tous les objets ayant servis au malade.

On veillera à une bonne hygiène générale concernant la salubrité du logement, le surpeuplement, l'alimentation, le travail, etc.

17° *Armée.* — Éliminer les tuberculeux de l'armée par *réforme définitive* s'il y a de la tuberculose avérée, par *réforme temporaire*, si la tuberculose est probable, mais légère ou au début, par *mise en observation*, si elle n'est que soupçonnée. Là encore, mesures générales, concernant la destruction du virus, en empêchant une dissémination : usage des crachoirs, lavage du sol ou balayage à la serpillière, suppression des planches à pain ;

Enfin : hygiène générale du soldat ; alimentation, repos, pas d'encombrement, pas de surpeuplement, aération, etc. ; désinfection, s'il y a lieu.

18° *Écoles. Collèges.* — Crachoirs, balayage humide, hygiène générale dans les écoles ;

Pour les collèges et lycées, ajouter l'exclusion des élèves internes tuberculeux avérés, dans le cas surtout de tuberculose ouverte ;

19° *Ateliers. Magasins.* — Uniquement, précautions d'hygiène générale, prophylactique ou fonctionnelle : crachoirs, balayage humide, etc., aération, ventilation, etc. ; désinfection après des cas de tuberculose ;

20° *Théâtres. Salles de réunions.* — Mesures d'hygiène générale et particulière communes aux agglomérations humaines ; crachoirs et défense de cracher sur le sol, cubage d'air, aération, ventilation, etc. ;

21° *Hôpitaux.* — Isolement des tuberculeux soit dans des sanataria lorsque c'est possible, soit dans des hôpitaux spéciaux suburbains, dont le prix de revient moindre permettrait d'hospitaliser un plus grand nombre de sujets. D'ailleurs, les tuberculeux pourraient y bénéficier, sinon toujours de l'altitude, au moins de la cure d'air et des autres mesures hygiéniques et thérapeutiques utilisées dans les Sanatoria ;

En attendant, il faut au moins les isoler dans des salles ou des pavillons séparés des hôpitaux ordinaires ; surtout éviter toute promiscuité avec des malades atteints d'affections de l'arbre respiratoire ;

Ces hôpitaux et ces salles de tuberculeux devront réunir toutes les conditions qui permettent une prophylaxie efficace de la tuberculose, soit au point de vue de leur installation, soit au point de vue des mesures auxquelles seront soumis les malades ;

Étanchéité des parquets et des murailles, revêtement par des enduits imperméables faciles à laver et à désinfecter ;

Crachoirs communs et personnels, répandus à profusion et remplissant les conditions requises, qu'on désinfectera quotidiennement ;

Suppression du balayage à sec ; lavage ou nettoyage, à la serpillière humide, du sol, des murs et des meubles ;

Antisepsie et désinfection des salles et des objets divers ayant servis ou servant journellement aux tuberculeux ;

Excellentes conditions d'hygiène générale : exposition, aération, ventilation, insolation, etc... ;

Amélioration du sort des infirmiers ou infirmières, moins surmenés, mieux logés, mieux nourris et mieux instruits ;

Création d'écoles d'infirmiers sanitaires.

IMPRIMERIE CHAIX, RUE BERGÈRE, 20, PARIS. — 10002-7-98.

www.ingramcontent.com/pod-product-compliance
Ingram Content Group UK Ltd.
Pitfield, Milton Keynes, MK11 3LW, UK
UKHW022154190726
13855UKWH00004B/1466